A GRANDE OUSADIA

o alimento como terapia para a vida

Elizabeth Brenda Smialowski
COLABORAÇÃO Luana Ferrari

A GRANDE OUSADIA

o alimento como terapia para a vida

mapa.lab

PRODUÇÃO EDITORIAL
mapa lab

CAPA, PROJETO GRÁFICO E DIAGRAMAÇÃO
Adriana Cataldo | Cataldo Design

IMPRESSÃO E ACABAMENTO
Gráfica Pallotti

Dados internacionais de catalogação na publicação (CIP)

S639g Smialowski, Elizabeth Brenda.

A grande ousadia : o alimento como terapia para a vida / Elizabeth Brenda Smialowski ; colaboração Luana Ferrari. – Rio de Janeiro : Mapa Lab, 2021.
248 p. : il. ; 23 cm.

ISBN 978-65-86367-14-0

1. Alimentação I. Ferrari, Luana II. Título.

CDU 613.2

Bibliotecária: Ana Paula Oliveira Jacques / CRB-7 6963

mapa.lab

contato@mapalab.com.br | www.mapalab.com.br
/amapalab @amapalab

A todos aqueles que me confiaram seus tratamentos e que me desafiaram a crescer como médica

Evelin, que sempre esteve por perto, seja qual for o tempo

Thomas, que me empurrou para esta nova jornada

Taylor, que me trouxe um novo olhar para o alimento e para o viver

Sumário

Antes de começarmos

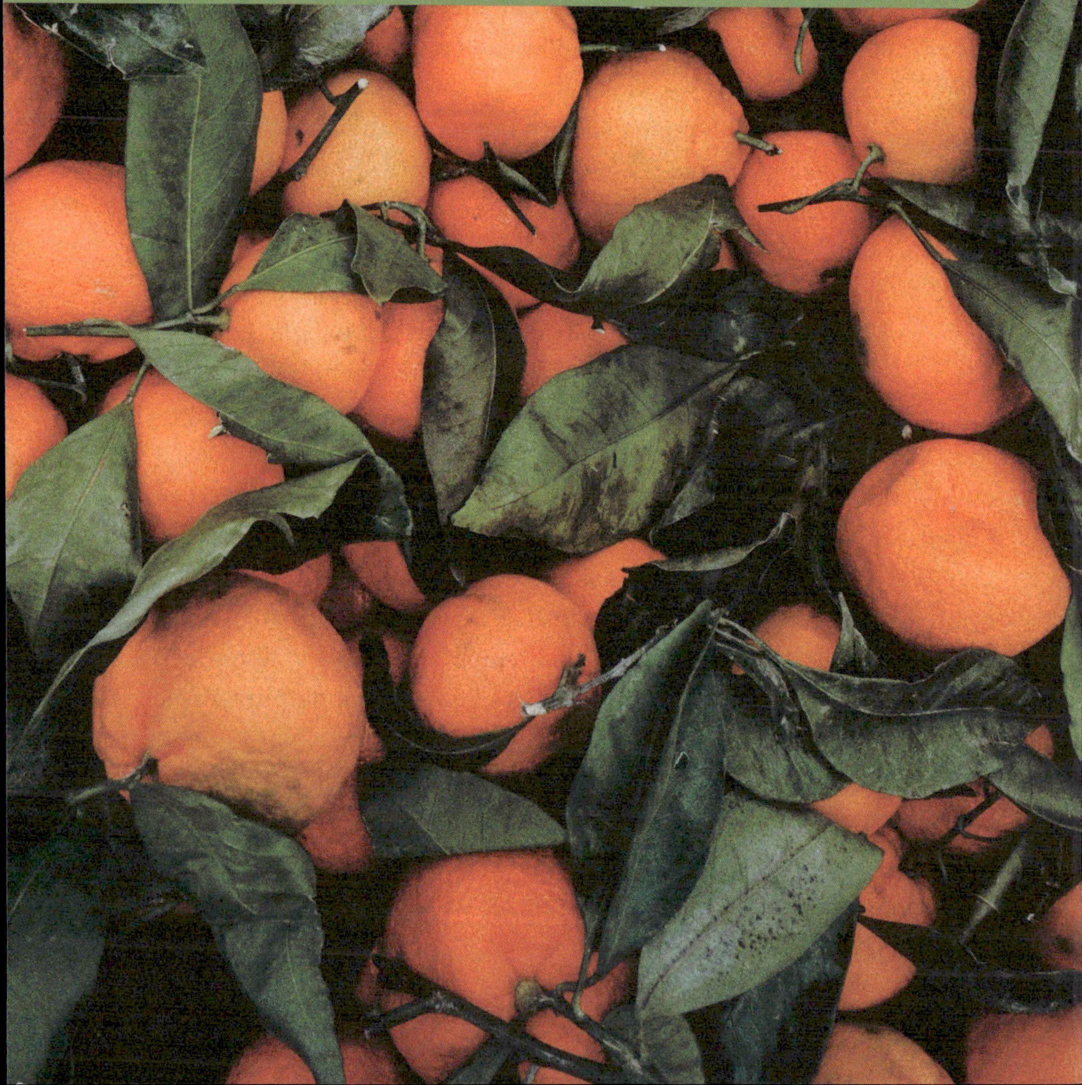

Apenas uma palavra sobre como este livro foi planejado...

A ideia é ser muito simples, mas não perder o foco na informação que tem comprovação científica. Todas as afirmações que estão aqui foram verificadas em literatura médica ou de ciências correlatas, com estudos robustos e feitos com critérios de seleção confiáveis.

Informações que não puderam ser comprovadas foram eliminadas para evitar falsos conceitos.

Quando alguma informação sobre um determinado alimento faltar ou ainda não apresentar um consenso em termos de estudos, vou fazer a referência devida, para que, caso você venha a escutar um contra ou a favor, possa entender do que se trata.

Formas evasivas como "isto pode melhorar", "isto parece ser bom" não cabem aqui. Vocês terão apenas o que pode ser comprovado sem dúvidas.

Vou explicar um pouco sobre os tipos de alimentos e como o corpo os utiliza para que você não caia em armadilhas criadas pela indústria dos suplementos e dos alimentos *fit*, zero, enriquecidos ou "saudáveis".

Vou simplificar muito, com objetivo didático, então se você tiver uma formação em alguma área correlata à biologia, entenda que a simplificação tem como intuito facilitar a compreensão pelo maior número de pessoas e este é definitivamente um livro para todos: leigos, crianças, jovens ou até para quem quer ter acesso mais rápido ao resultado de uma peneirada em tanta informação científica que existe.

É possível que alguns assuntos não tenham ainda uma definição sobre o tema, com opiniões divergentes entre cientistas. Isso acontece com frequência nos meios acadêmicos, afinal são necessárias muitas pesquisas, feitas com um grande número de pessoas, repetidas por outros tantos pesquisadores, para que se consiga finalmente afirmar que algo está conectado a um determinado fator. Estudos iniciais, feitos em pequenos grupos, com períodos curtos de observação, ou feitos apenas em laboratório, podem ser um indicativo, mas muitas vezes podem levar a interpretações precipitadas que depois venham a ser contrariadas. Então as notícias milagrosas ou as dietas muito sensacionalistas precisam de um olhar mais cauteloso e observação a longo prazo. Quando houver sinais positivos sobre propriedades de algum alimento, mas ainda sem comprovação definida, vou pontuar para que você possa ter clareza do que existe de fato ou ainda está em fase de estudo.

Vou listar livros com mais informações como sugestão de leitura, além de algumas fontes de consulta sobre alimentos como material de referência, mas vou me esquivar de apresentar a clássica forma de fazer as referências bibliográficas, simplificando-as com as melhores referências de artigos de revisão. Caso se interessem por bibliografia adicional terei o maior prazer em compartilhar minha extensa lista de artigos consultados e estudados.

Neste livro pretendo me deter naquilo que é importante que você aprenda para se tornar independente em sua busca. Quero que você saiba como escolher o que leva para casa quando faz as compras e que possa comer com liberdade, sem ter que ficar consultando cardápios e listas. O objetivo é dar a você liberdade nas suas escolhas, mantendo um padrão saudável.

Vejo muita gente inventando combinações mirabolantes de todos os tipos de *junk food* possíveis. E quando se trata de alimentos de verdade, as pessoas não se permitem experimentar e acabam comendo ingredientes bons de uma maneira sem graça. Acho que é apenas uma questão de preconceito alimentar e é isso que quero que você mude na sua forma de encarar uma refeição.

No meio do caminho, encontrei a jornalista que cozinha ou cozinheira que escreve — ela nunca vai se decidir, porque faz as duas coisas muito bem — Luana Ferrari, que tem dicas geniais até para quem nunca viu uma panela na vida. E, assim, você ainda vai ter receitas deliciosas na parte final do livro, muito simples de serem feitas, que vão abrir seus horizontes para comer melhor e ainda ganhar do delivery em tempo! Isso sem falar na vantagem de manter o seu bolso bem mais confortável no final do mês. Lembre-

-se que este livro é para todos e saúde não é privilégio de quem pode gastar muito. Incentivo até para a moçada que mora sozinha e tem que se virar!

No mais, coma à vontade! No início, você terá até medo do tanto que imagina que irá engordar. Mas não se preocupe, seu corpo tira do alimento de verdade o que precisa e o resto joga fora sem maior problema. E isso resolve uma das maiores queixas da população: a obstipação intestinal, o famoso intestino preso ou preguiçoso.

E o mais importante: varie o máximo possível as suas escolhas durantes as semanas e meses. Se possível, não repita os vegetais e frutas por no mínimo 15 dias, para que você se habitue a procurar outros que não buscaria pelo comodismo de se manter naquilo que já conhece. Mas também não cometa a bobagem de comer algo que vem do outro planeta só porque é novidade... o mais caro nem sempre é o mais adequado.

Pode acreditar que vivendo nesse país tropical com tanta variedade de frutas e vegetais você terá muito mais ofertas de coisas boas locais do que é capaz de escolher!

Divirta-se e saboreie suas refeições! Se você experimentar algum alimento e não gostar, foi só uma experiência. Mas se você gostar vai ser mais feliz e terá mais escolhas!

Boa descoberta!

Por que eu escrevo sobre alimentos?

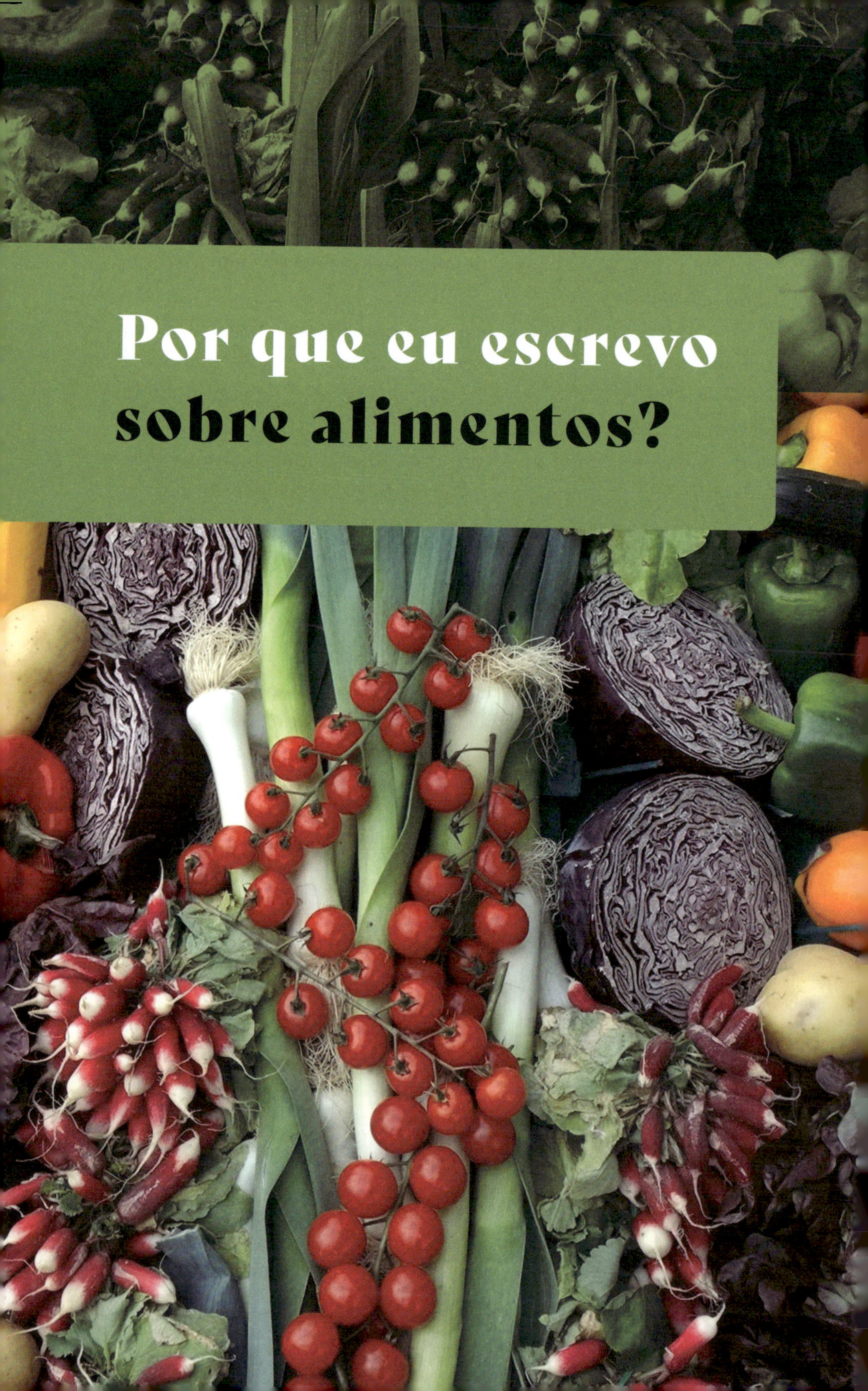

Se você chegou até aqui e não me conhece, gostaria de explicar por que eu, médica, cirurgiã plástica, que tenho títulos em pesquisa sobre cicatrização e trabalho há mais de 30 anos com reconstrução pós-cirurgias de câncer de mama, estou escrevendo este guia sobre alimentos.

Vou traçar rapidamente a minha trajetória para ajudar a entender melhor como cheguei aqui.

Minha mãe, que era enfermeira e nasceu num sítio, no interior, sempre martelou na cabeça de toda a família a necessidade de se comer frutas e verduras. Ela mesma lia muito sobre o poder dos alimentos no tratamento de doenças. Até porque, há algumas décadas, os remédios não eram tão abundantes e acessíveis. Quase todos os nossos males infantis foram "medicados" com a infinita sabedoria de chás, comidas "para doente" e remédios homeopáticos.

Fiz a faculdade de Medicina numa das melhores escolas de clínica médica do país e fiquei maravilhada com as descobertas da fisiologia, ciência que estuda o funcionamento do nosso corpo. Fiz residência médica em Cirurgia Geral e depois em Cirurgia Plástica. Nessa época, apesar de adorar operar e me esmerar na técnica operatória, comecei a me interessar pelo maravilhoso fenômeno da cicatrização de tecidos. Fui movida pela necessidade de entender por que, mesmo usando o tratamento certo, alguns pacientes não cicatrizavam ou o faziam do jeito "errado". O que me levou a fazer mestrado e doutorado em temas relacionados a cicatrização de feridas, assunto que estudo até hoje.

A vida, no entanto, que me empurrou para o estudo de alimentos, pela relação de como nos alimentamos com as cicatrizes e a saúde em geral.

O APRENDIZADO COM A QUEIXA DOS PACIENTES

Minha observação de cicatrizes e do tecido gorduroso de pacientes sempre mostrou diferenças gritantes entre pessoas. Por mais diversas que sejam essas características, há um perfil comum em algumas pessoas que apresentavam queixas de má qualidade de cicatrizes.

Aquilo que conhecemos como inflamação é o início de todo processo cicatricial e, por isso, sempre li muito sobre o tema. No passado, fui adepta da prescrição de vitaminas, suplementos minerais, buscando aprimorar a qualidade dos meus resultados cirúrgicos com melhores cicatrizes. Vocês não têm ideia de quantos compostos surgem a cada dia, extraídos de plantas ou sintéticos, que são utilizados com a finalidade de melhorar a pele e as cicatrizes. Então não faltaram tentativas.

Muitas das minhas pacientes são operadas como parte do tratamento de câncer de mama e a preocupação em não utilizar nada que possa comprometer a evolução ou reaparecimento da doença é crucial.

Como no passado os medicamentos quimioterápicos causavam muito mal-estar, as próprias pacientes acabavam aprendendo o que comer para passar melhor o período do tratamento. Nesse caminho, percebi que algumas escolhas de alimentos se tornavam hábitos e as pacientes melhoravam muito sua saúde e aspecto depois do tratamento. Coisas simples como retirar o açúcar refinado ajudava a não ter náuseas; muitas começavam a ter aversão por carnes e leite; outras passavam a não comer alimentos com farinhas para diminuir azia e gases; e por aí iam as estratégias de sobrevivência.

Parecia óbvio que passado o tratamento estivessem melhores e se sentissem mais dispostas. Afinal, tinham passado por um susto e tanto! Quem não teria mais disposição para emagrecer, fazer exercícios e ainda estar com melhor humor?

Além de ajudar as pacientes a diminuírem seus sintomas, eu não tinha muito mais estímulo para me voltar para alimentos. Sempre fui magra, comia muito verde e adoooooro frutas. Então por que pensar em alimentos? Com tantos suplementos e vitaminas à disposição, tudo parecia apenas uma equação banal.

O raciocínio era a lógica da medicina atual. Se o sintoma é devido à falta de um mineral, então você toma um comprimido que o contenha e o sintoma some, não é assim?

Não é mesmo!!! Nada disso...

MINHA LIÇÃO AINDA ESTAVA POR VIR

E como a vida é generosa, me trouxe uma experiência pessoal. Aí sim entendi o que as pacientes diziam com "Eu não como nada e não emagreço..." Sempre achei, como muitos de meus colegas médicos, que era só conversa...

Vivia muito bem, até que depois dos 50 anos comecei a ter muito cansaço e dores articulares. Muita dor!

Na época, como estava trabalhando insanamente e ainda com uma reforma em casa, organizei a vida para comer fora ou adquirir pratos saudáveis congelados, com o intuito de me aliviar das tarefas domésticas. Parecia a solução moderna perfeita: mais prática, mais barata para quem morava sozinha e cheia de opções. Devo ressaltar que nunca fui de comer muita besteira. Adorava frutas e comia em grande quantidade, mas como elas estragavam facilmente, substitui por iogurte e cereal. Depois, substitui os queijos, que eu adoro, por versões light que começavam a aparecer nas prateleiras dos supermercados. Os vegetais sumiram da dieta, pois não dava para encontrar quiabo ou escarola refogados e congelados. Então havia as quiches de verduras, onde o verde ficava só no título da caixa... Minha cota de vegetais frescos passou a ser no máximo uma salada. Curiosamente comecei a ganhar peso e inchar muito. Fazia exercício, me sentia extenuada, muito sem ânimo, será que estava deprimida?

A menopausa tinha chegado e não faltaram amigas, médicos, conselheiras, pacientes e até o namorado da época, que era aficionado por suplementos, para me dizer que era imprescindível tomar alguns deles. Outros sugeriram que seria impossível viver bem sem repor hormônios. Era assim mesmo, idade...

Gastei um rio de dinheiro com suplementos e fórmulas muito caras orientadas por médicos especialistas. Comecei a repor hormônios bio-isso, purificados, "sem efeitos colaterais", e aí sim vi o que era horror, além do medo constante de estar me predispondo a ter um câncer. Nessa época, lia bastante sobre alimentos, em livros e reportagens, mas sem me preocupar em checar as fontes de informação.

Inchei até quase estourar, passei a ter refluxo e meu abdome pronto a explodir de tanto desconforto com cólicas e gases o tempo todo. Todas as articulações doendo e qualquer mínimo esforço causava uma tendinite que não sarava mais. Comecei a ficar maluca na tentativa de consumir apenas as comidas saudáveis, sem glúten, zero isso, zero aquilo, tantos zeros que me perguntava do que era feito o que eu comia...

Parei com os hormônios. Continuei a aumentar de peso. Fui à nutricionista especialista em nutrição esportiva para ver se me livrava das dores articulares e se aumentava minha disposição para treinar.

Ela me prescreveu uma dieta bem balanceada e me senti momentaneamente bem. Mas como não perdia peso, a fatídica sentença veio sobre o meu consumo de frutas. Não se come tanta fruta, em especial à noite! E tem que comer a cada 3 horas...

Meu dia é dentro de uma sala de cirurgia, ou atendendo no consultório, se eu não podia comer frutas à noite, eu não comia fruta, pois pela manhã eu tinha que comer o iogurte por causa da proteína. E a única coisa que se consegue carregar para comer no carro entre um hospital e outro é barra de cereal, que eu odeio com todas as minhas forças...

Não faltaram mais aditivos nessa receita para o fracasso. Colesterol aumentou, bem como marcadores da inflamação e a pressão começou a subir, bem como os triglicérides, marcadores de açúcar no sangue... Estava configurado o início cruel da famosa síndrome metabólica, que consiste em hipertensão, aumento do colesterol e diabetes. No meu caso, com uma pitada de mau funcionamento da tireoide e artrite, e ainda um outro agravante por esclarecer: a possibilidade de fibromialgia. Isso era eu, que não consigo tomar nada de remédio sem ficar pior ainda. Já imaginou o desespero?

Justo comigo, que estava me comportando tão bem até então, seguindo todas as recomendações médicas para evitar as doenças crônicas. Depois dos 50 anos, havia intensificado minha atenção ao hábito de comer de forma "saudável". Tentava me alimentar só com produtos diet e light, nada de gorduras, tomava vitaminas e nadava quilômetros mesmo no inverno. E apesar de todas as tentativas e de todo o meu conhecimento médico, fiquei confusa com tanta informação desencontrada. Médicos e nutricionistas nos metralhando com tantas recomendações a serem seguidas. Fazer compras no supermercado virou uma tortura, sem saber o que era melhor comprar. E as dietas então? Cada uma mais cheia de malabarismos que a outra. Viver bem parecia missão impossível!

Mas minha voz interna, talvez a fala da minha mãe desde criança, me questionava. Será que essas dietas tão restritivas não têm seus perigos? Será que temos que ser escravos de remédios e suplementos caríssimos? Como será que a humanidade chegou até aqui, sem lojas de suplementos e vitaminas?

Não observava nenhuma melhora seguindo todas as orientações e quase morrendo de fome. Até que tive muita dor por conta de várias hérnias de disco. Virar a cabeça dava choque, levantar o braço e respirar fundo também. Não conseguia levantar sem dor se ficasse mais do que 15 minutos sentada. E dá-lhe anti-inflamatório. E os medicamentos para não ter dor de estômago também. Mas, espera aí, não são eles que causam Alzheimer? Eu não quero isso para mim!

Resolvi jogar a toalha... se era para viver mal, com dor de estômago e inchaço constante, então iria buscar no mínimo o prazer de comer aquilo que eu gostava de verdade e na hora em que tinha fome. Joguei fora aquele coquetel de suplementos e comprimidos, fazia apenas alguns alongamentos que não causassem dor e, definitivamente, não iria tomar mais nenhum tipo de medicamento que não fosse questão de vida ou morte. Assim, pelo menos meu estômago ia parar de doer, sem precisar ficar com Alzheimer para isso.

Voltei a comer quantas frutas me dava vontade, todos os verdes, saladas e queijos que eu adoro! Doei todas as barras de cereal para quem acha divertido comer ração. E o que eu descobri? Que é tão mais fácil viver quando você deixa de ter dor. A irritação melhora quando você não está com fome ou dor o tempo todo.

Em três semanas, melhorei o formigamento nas mãos; em 5 semanas, já não tinha dor ao virar a cabeça no travesseiro. Procurei um tratamento osteopático que depois de dois meses me permitiu entrar e sair do carro sem ter que me apoiar na porta.

Com a melhora obtida e imposição do fisioterapeuta para que voltasse a treinar, descobri que fazer exercícios é muito prazeroso quando você tem energia para tal e não destroça suas articulações a cada movimento.

Voltei a dormir bem como sempre, a pressão arterial voltou ao normal, os marcadores de glicose voltaram a ser baixíssimos e a tireoide voltou a funcionar normalmente também.

O inchaço e o excesso de peso? Sumiram conforme eu me preocupava em aprender a cozinhar alguns pratos simples e saborosos, já que nunca tinha sido mais do que cozinheira de salada...

E com isso esqueci o que é manipular fórmulas mirabolantes, nem sonho em repor hormônios mesmo que possam ser a "razão da felicidade eterna"! Não há a menor chance de eu desperdiçar dinheiro com suplementos e ainda continuo a treinar firme e forte, melhorando minha disposição a olhos vistos.

Foi aí que percebi que a minha mudança na alimentação no passado, comendo processados que não são nem de perto alimentos, poderia estar relacionada à toda essa odisseia de que eu ainda estava me recuperando. E que poderia haver um jeito de viver saudável só com alimentos capazes de preservar a saúde, aqueles que são comida de verdade.

Minha alma de pesquisadora resolveu estudar os alimentos e como interferiam em nossa saúde. Minha surpresa não poderia ser maior.

Foi aí que me dei conta do erro de comer alimentos ultraprocessados. De comer sem necessidade, de tantas escolhas indevidas que só me levaram ao poço da inflamação generalizada. Eu me dei conta de que havia passado na beira do precipício e ainda me diziam que era depressão... só faltou me empurrarem ladeira abaixo!

Os efeitos colaterais da minha volta aos alimentos que gostava tanto? Murchei todo o inchaço, dores só aquelas de malhar pesado, durmo sem dificuldade e a noite inteira, emagreci todos os quilos ganhos e mais alguns, ganhei massa magra. Conta da farmácia zerou, conta do supermercado ficou bem menor!

Gostou do final? Para mim ele foi só o começo para uma nova tarefa, trabalhosa, mas mais do que apaixonante. Em vez de simplesmente seguir a nova tendência de alimentos saudáveis, comecei a estudar novamente a bioquímica da digestão e dos alimentos. Passei a buscar estudos científicos de qualidade sobre cada um dos nossos alimentos mais corriqueiros e aprofundar conhecimentos sobre cultura alimentar e saúde das populações.

Passei a checar a fonte médica e de pesquisa nutricional de verdade, ver quais eram os estudos que tinham sido realizados para embasar cada pedaço de informação que ouvia, mesmo das autoridades midiáticas. Quando percebi o quanto de desinformação nos assalta todos os dias, achei que deveria tentar fornecer um pouco mais de clareza diante de tantos desencontros. Quanta propaganda enganada e enganosa. Mas o melhor de tudo é descobrir o quanto é fácil escapar das armadilhas.

Fica aqui a lição:

Dá para simplificar a vida, saciar a fome e ter prazer na comida. E ainda ser saudável!!

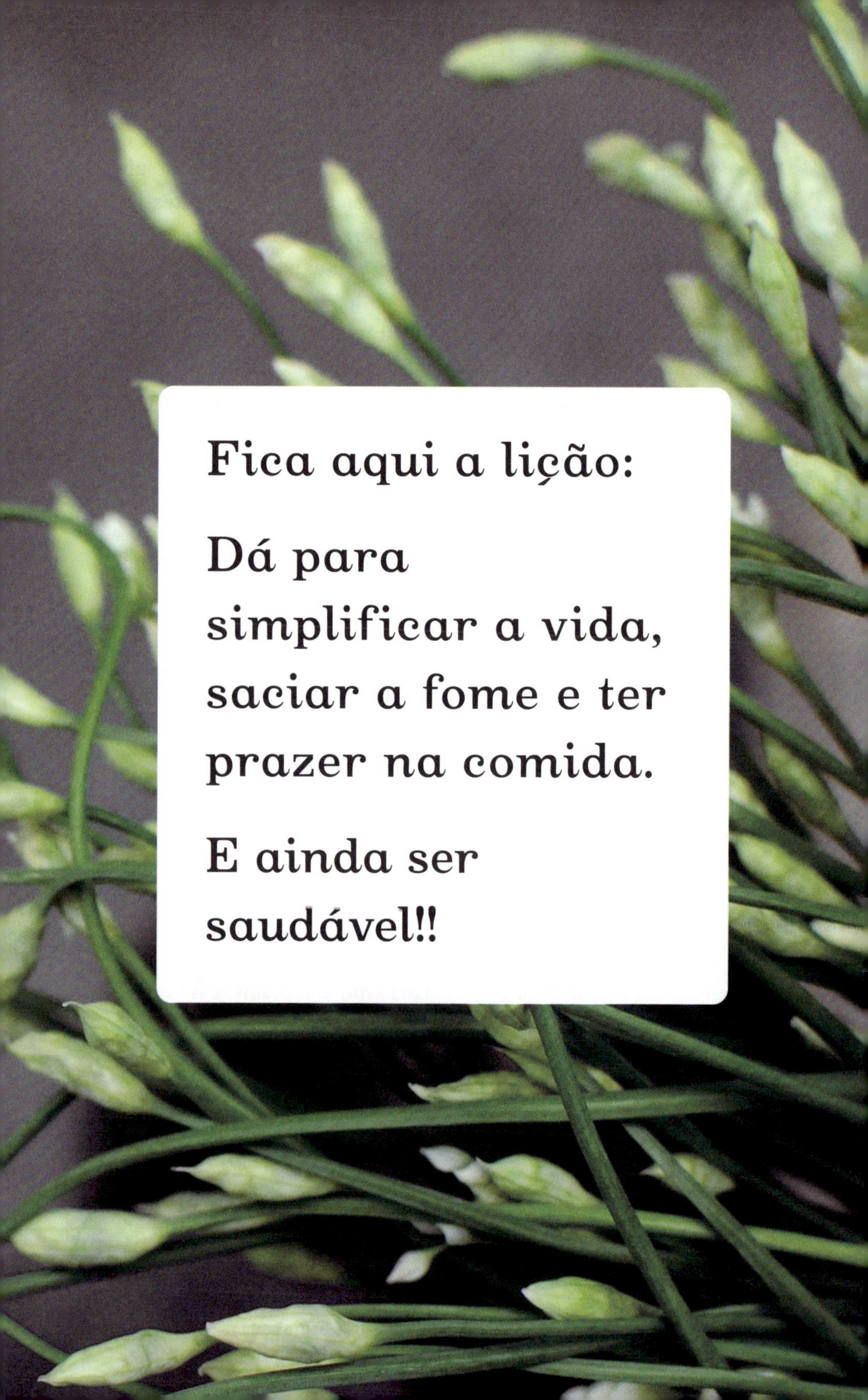

Fica aqui a lição:

Dá para simplificar a vida, saciar a fome e ter prazer na comida.

E ainda ser saudável!!

Qualquer pessoa, em qualquer situação social, pode se alimentar muito bem e não adoecer. E muitos que estão doentes podem ajudar a controlar seus males sem ter que aumentar seus remédios. Quanta coisa surpreendente e boa existe naquilo que é simples! Isso se chama liberdade!

Meu processo de aprendizado sobre alimentos se iniciou há alguns anos e ainda estudo muito a cada dia!

Como sempre gostei de dividir o que aprendo, acabo fazendo uma preleção constante sobre alimentos a todos os meus pacientes. Aí percebi que, se conseguisse compilar um pouco desse conhecimento que pesquisei e tentar transmiti-lo de uma forma bem simples, poderia beneficiar um número maior de pessoas e ajudá-las a discernir o que é de fato comer bem. Poderia ajudar a evitar muitos males ou até facilitar a manutenção de doenças sob controle.

Este livro se propõe justamente a facilitar sua vida na hora de escolher.

Alimentos podem ser terapêuticos, ajudando a tratar doenças crônicas e graves. Mas será melhor ainda se você puder evitar adoecer.

E neste livro vou compartilhar com vocês tudo o que aprendi!

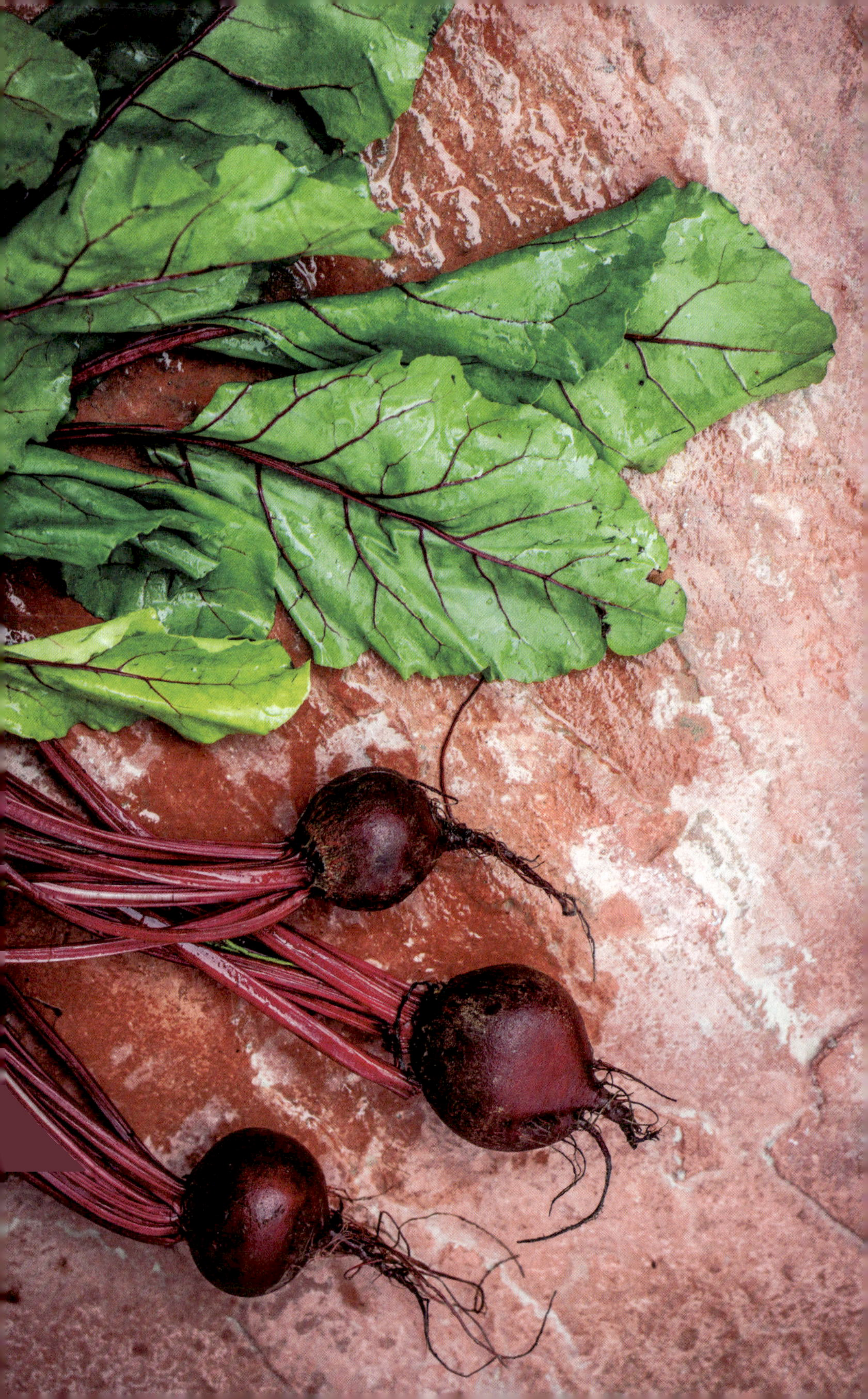

O que deveria ser ensinado na escola

Como o corpo se alimenta?

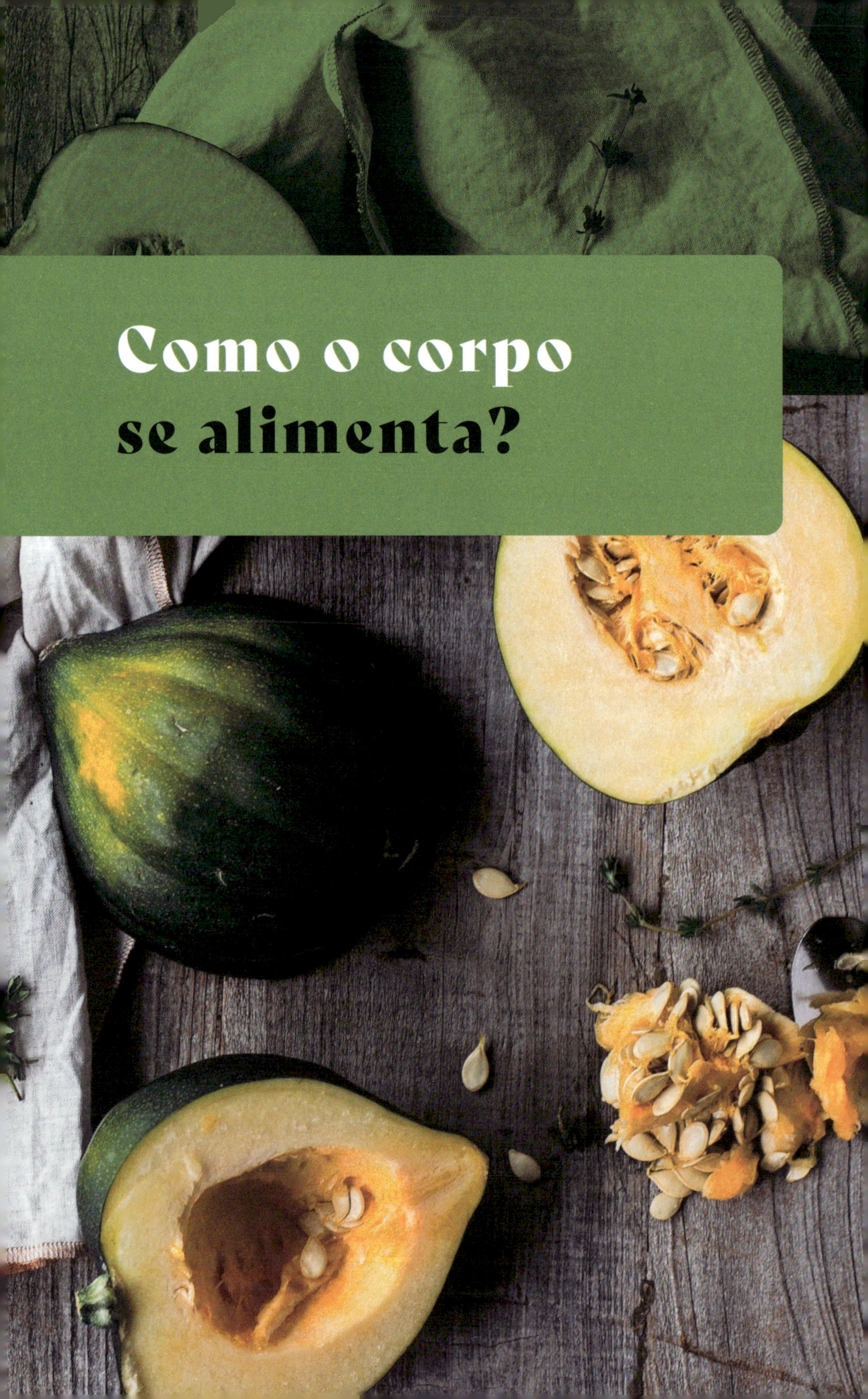

Você já ouviu falar de carboidratos, proteínas, gorduras boas e ruins, mas o que significa tudo isso?

A nossa comida de cada dia é composta de três tipos básicos de nutrientes, que são absorvidos durante a digestão e nutrem o nosso corpo: as proteínas, os carboidratos e os lipídeos. Sendo o último mais conhecido simplesmente como gorduras.

As **PROTEÍNAS** são substâncias que servem para construir todos os nossos órgãos, fazer hormônios, fazer células sanguíneas, cabelo, cicatriz, músculo, tudo! São a grande estrutura do nosso corpo.

Os **CARBOIDRATOS** servem para dar energia ao corpo para fazer todo esse montão de tarefas e alguns deles entram na composição de elementos de defesa do corpo.

Os **LIPÍDEOS**, ou **GORDURAS**, também servem para dar energia, mas além disso fazem parte de uma grande quantidade de tecidos, hormônios e vitaminas que ajudam o corpo a funcionar direito. A maior parte dos lipídeos está combinada com proteínas para ajudar a construir nossas células.

Na máquina maravilhosa que é o nosso corpo, tudo está muito bem arranjado e com lugares certos para acontecer. Se alguma coisa atrapalha o bom andamento desse processo, o corpo todo se movimenta tentando corrigir o problema.

PROTEÍNAS

Proteínas são a porção estrutural do nosso corpo. Estão presentes em todas as células, no DNA de cada uma e em todos os tipos de hormônios que fabricamos. Como a proteína á algo muito importante, o corpo recicla proteínas o tempo todo. Tira de um lugar onde já foi usada e não é mais necessária para usar em outro. Para fazer isso direito, o organismo desmonta as proteínas na sua menor parte, que são os aminoácidos. Assim fica mais fácil mudá-las de lugar e remontar proteínas diferentes. Como se fosse um brinquedo Lego, que você desmonta uma casa em peças pequenas — os aminoácidos — e depois as remonta em um avião.

Para serem absorvidas, as proteínas que comemos são digeridas nesses pequenos pedaços, pois é dessa forma que os aminoácidos atravessam a parede do intestino para cair na circulação e serem então usados para fabricar as proteínas que precisamos.

Alguns desses aminoácidos, quando estão em falta, podem ser produzidos pelo nosso corpo, mas existem alguns que não conseguimos produzir caso faltem. Dessa forma, precisamos comer alimentos que os contenham para podermos continuar com o jogo de monta e desmonta. Por isso esses aminoácidos são chamados de essenciais. Um alimento que tenha todos os tipos de aminoácidos é chamado de proteína de alto valor biológico.

Quando o intestino está inflamado, ele permite que partes maiores de proteínas, que não foram totalmente quebradas em aminoácidos, passem pela sua parede mucosa, como se fosse uma peneira rasgada que tem furos maiores e deixa passar o que não deveria. Quando estas proteínas maiores caem na circulação, nosso sistema imunológico reconhece algo diferente e passa a atacá-las causando uma grande inflamação no corpo todo.

LIPÍDEOS

Os lipídeos, ou simplesmente gorduras, também precisam ser digeridos em partes menores chamadas de ácidos graxos, que são capazes de produzir grandes quantidades de energia. Se não forem utilizados logo podem ser armazenados como gordura, aquela que percebemos nas nossas "dobrinhas". Esse estoque servirá para as horas de necessidade, por exemplo, quando estamos ativos e não estamos comendo; durante a noite enquanto estamos em jejum; ou quando precisamos de mais energia durante uma atividade física de longa duração.

No grupo dos lipídeos encontramos substâncias muito importantes para preservar nossa saúde, fazendo parte de processos vitais que vão desde a coagulação do sangue até a proteção de ossos e da visão. São algumas das vitaminas (A, D, E e K) e também pigmentos como carotenos e licopeno, com alta capacidade de proteger os nossos tecidos.

Os lipídeos podem se combinar com proteínas ou carboidratos para compor outras substâncias importantes, como por exemplo as membranas das células e até mesmo as células brancas do sangue, com função de defesa contra infecções. A proteção externa da pele também é feita pela secreção de gorduras, que impedem seu ressecamento e perda da barreira de proteção contra entrada de germes nocivos. Vale lembrar que nossa pele é habitada constantemente por muitos microrganismos bons, que não causam nenhum problema desde que o equilíbrio da pele esteja mantido.

Você já deve ter ouvido muito sobre as gorduras boas e as ruins. As gorduras (lipídeos) são compostos grandes, com diferentes arranjos químicos na sua formação. Dependendo dessas ligações químicas, as gorduras são classificadas em diferentes grupos, sendo dois deles mais famosos: as gorduras insaturadas e as saturadas. E ainda existem subdivisões entre os tipos, como as monoinsaturadas e as poli-insaturadas.

Por que isso é tão importante? Porque algumas das gorduras saturadas produzem muita inflamação quando ingeridas. Elas dão energia, mas cobram um preço caro por isso, que é o de provocar uma grande trabalheira no corpo para se livrar de resíduos ruins, inflamando todos os tecidos.

Já um outro grupo de gorduras, as insaturadas, são capazes de diminuir a inflamação, proteger muitos tecidos nobres e ainda serem boa fonte de energia. Ou seja, elas "sustentam" e não cobram pedágio por isso, ao contrário, até ajudam a reparar os estragos que os outros produtos causaram. Por isso, receberam o apelido de gorduras boas. Existem nesse grupo algumas que se tornaram mais conhecidas como os ômega 3, 6 e 9.

Da mesma forma como acontece com as proteínas, as gorduras também são digeridas em partículas menores, chamadas de ácidos graxos. E também existem ácidos graxos que não conseguimos fabricar se não forem ingeridos, e, por isso, são chamados de essenciais.

Quando ausentes da dieta, os ácidos graxos poli-insaturados ômega 6 e ômega 3 levam a problemas sérios de saúde. A ausência de ômega 6 se vê na pele, com inflamação, descamação e perda da capacidade de se restaurar e manter germes afastados. Além de outros efeitos em nervos e na função dos glóbulos brancos para defesa contra infecções.

Os ácidos graxos do tipo ômega 3 são muito importantes para o desenvolvimento do sistema nervoso de crianças, começando no terceiro trimestre da gestação e indo até dois ou três anos, que é a fase de maior desenvolvimento do sistema nervoso. Já se comprovou que a ausência de ácidos graxos ômega 3 estão ligados à síndrome do déficit de atenção.

Nos adultos, a falta de ácidos graxos do tipo ômega 3 causa sintomas de perda de atenção e foco, diminuição da acuidade visual, alterações de comportamento, variações de humor e prejuízo do sono e aprendizado.

A dieta baseada em vegetais é a maior fonte de suprimento dos ácidos graxos essenciais, por meio de nozes e outras sementes oleaginosas, chamadas genericamente de castanhas. Boas fontes de ácidos graxos tipo ômega 3 são encontradas também nos produtos de origem animal, principalmente em peixes.

Existe um cuidado aqui referente aos ômegas 3 e 6. Nos alimentos mais consumidos na dieta típica dos países ocidentais, há uma quantidade muito maior de ácidos graxos ômega 6 do que ômega 3. Para ter equilíbrio de funções, o nosso corpo precisa manter a proporção correta entre eles. É verdade que o corpo é capaz de fazer uma mudança química entre outros e esses ácidos graxos, mas apenas de forma limitada. Então ingerir uma proporção adequada de alimentos com ômega 3 é necessário para garantir uma relação mais adequada à manutenção de funções normais do corpo. Adiante você vai saber mais sobre os tipos de alimentos que pode consumir para isso.

Voltando aos ingredientes do nosso dia a dia, como você pode ter uma ideia do que é gordura boa ou ruim? Muito simples: se na temperatura ambiente a gordura estiver sólida como a banha, a manteiga e a gordura das carnes, ela é saturada – aquelas gorduras nem sempre boas. Se na temperatura ambiente ela estiver fluida como os azeites e outros óleos vegetais, essa gordura é boa, do tipo insaturada. Mas calma que nem toda gordura saturada é ruim e nem todo óleo é bom. Como tudo na vida, há algumas exceções e vou detalhar no capítulo de óleos e azeites.

Mas, agora, preciso apresentar a você outro tipo de gordura – as gorduras trans. Essas gorduras existem numa quantidade ínfima, minúscula, em produtos de origem animal, e essas não são um problema. As gorduras trans que você já deve ter ouvido falar são outras, fabricadas pela indústria de alimentos com a melhor das intenções e dos lucros também.

Estas são muito danosas e tem que ser evitadas sempre. Você vai conhecer um pouco mais sobre elas mais adiante.

CARBOIDRATOS

O que são carboidratos? São substâncias cuja função é produzir energia rápida e fazer a nossa máquina funcionar. São como o combustível necessário para o funcionamento de um motor. Os carboidratos também podem se unir a proteínas ou gorduras, participando de outras funções nobres do corpo.

Quando digeridos, os carboidratos se transformam em moléculas menores, os açúcares, dos quais o mais famoso é a glicose. Outros tipos de açúcares bem conhecidos são a frutose, a lactose, só para citar alguns exemplos.

O que são carboidratos?

São substâncias cuja função é produzir energia rápida e fazer a nossa máquina funcionar.

No grupo dos carboidratos encontramos os amidos, que nada mais são do que muitos açúcares agrupados numa grande molécula. Os amidos são os maiores constituintes das farinhas e gomas.

Nem todos os carboidratos são iguais. Alguns não são quebrados em partes menores quando ingeridos e continuam dentro de todo o trato digestivo até serem eliminados. São as famosas fibras, que formam volume dentro dos intestinos e vão sendo empurradas para fora até a saída. Já ouviram falar ou já sentiram a dificuldade que é não comer fibras suficientes, não é mesmo? Nada de intestino funcionar bem...

Logo que chegam ao nosso estômago, as fibras se misturam com água e aumentam de volume. Isso faz com que sintamos o estômago cheio, criando a sensação de saciedade. As fibras têm um papel muito importante no equilíbrio da absorção da glicose.

As fibras formam dentro do estômago uma rede frouxa misturada entre os alimentos, que começam a ser digeridos em partes menores. Os carboidratos vão sendo quebrados até chegarem à glicose. Todo esse conjunto de alimentos vai sendo empurrado em direção ao intestino, onde começa a acontecer a absorção dos nutrientes. Agora vamos entender como acontece isso.

Quando a glicose está rodeada de fibras, ela vai atravessar a parede do intestino de pouco em pouco, passando devagar para a corrente sanguínea. Sem as fibras ao seu redor, a glicose será facilmente absorvida e haverá uma grande quantidade passando de uma só vez para o sangue. Percebeu a diferença?

Quando a glicose cai na corrente sanguínea, passa a circular por todo o corpo e será usada como energia. No entanto, muito açúcar chegando ao sangue de uma só vez é um problema e pode até levar ao coma, então preciso contar para você que a glicose tem um nível muito bem regulado pelo nosso corpo, para que acidentes como esse não aconteçam cada vez que comemos.

O nível da glicose no sangue é controlado muito rápido com a liberação de insulina, um hormônio produzido no pâncreas e que tem muitas funções, e talvez a mais urgente delas seja o controle da glicemia — taxa de açúcar (glicose) no sangue. Cada vez que aumenta a glicose no sangue, uma quantidade de insulina é liberada para voltar a glicemia a níveis normais. Quanto maior a quantidade de glicose, maior a quantidade de insulina liberada. E, ao contrário, se há menor quantidade de glicose passando para a corrente sanguínea, só um pouquinho de insulina é liberado.

Na corrente sanguínea, a glicose vai sendo usada como fonte de energia pelas células, especialmente pelas células nervosas, que mantém sua atividade consumindo muita energia.

Uma parte dessa glicose fica acumulada dentro dos músculos, que podem precisar de energia estocada caso você tenha que sair correndo, ou precise fazer força. Outro lugar onde uma porção de glicose vai se acumular é no fígado, órgão que filtra todo o sangue e pode servir como um depósito para liberação rápida de glicose para a corrente sanguínea. E, finalmente, se o excesso for ainda maior, o excedente é transformado em gordura e fica estocado em vários pontos do corpo.

A insulina é quem permite a armazenagem do excesso de glicose não utilizada logo que é absorvida. Ela abre a "porta" da célula de armazenagem e joga a glicose para dentro. Dentro dessa célula, que se chama adipócito, a glicose será transformada em gordura para ser usada mais tarde, em caso de necessidade. Só que a insulina se mantém de vigia, segurando a "fechadura" nessa porta da célula, e não deixa a glicose escapar de volta para o sangue. A "porta" da célula de gordura fica fechada para a saída de glicose até que toda a insulina acabe e os receptores das células fiquem livres novamente.

O curioso é que mesmo que você comece uma atividade mais intensa e precise de açúcar (glicose) para usar como energia, você vai consumir o que tem estocado no músculo, depois no fígado, mas se ainda tiver insulina grudada na porta da célula de gordura, nada feito. Você não vai conseguir usar a glicose que está transformada em gordura. Sabe o que acontece?

Você fica com fome de novo! Você fica com o nível de açúcar mais baixo e se estiver se exercitando vai se sentir mal. Já ouviu falar de hipoglicemia? Pois é, a própria! E vai ter que comer mais açúcar rapidamente para não desmaiar!

E aquela glicose em excesso que foi jogada dentro das células só vai aumentando o acúmulo de gordura.

Isso é o que acontece quando você toma bebidinhas açucaradas ou shakes de proteína e vai para a academia treinar. Aí passa mal e nem sabe por quê... Porque liberou insulina demais na hora errada.

Para gravar bem: a proteína também libera insulina quando cai na corrente sanguínea e o excesso de proteína pode ser tão ruim ou pior do que o excesso de carboidratos.

A IMPORTÂNCIA DAS FIBRAS

Se você come carboidratos que têm muitas fibras, a glicose vai passar aos poucos para a corrente sanguínea, com pouca insulina sendo necessária para manter este valor normal. Quando você precisar de energia, como pouca insulina foi secretada, ela logo acaba e deixa livre a saída da célula de gordura onde a glicose foi estocada. Então você vai poder buscar aquela gordura acumulada e transformá-la em energia facilmente.

Só reforçando a ideia: se você ingere carboidratos sem fibras, muita glicose passa de uma só vez para a corrente sanguínea e muita insulina é liberada para dar conta de manter o nível de glicose seguro. Só que a insulina também impede que você acesse a gordura estocada e ainda aumenta a inflamação do nosso corpo todo. Muita insulina significa muita inflamação e maior alteração em todos os nossos órgãos. Sem falar no estoque de gorduras.

O pior dessa história toda é que nascemos com uma "programação" definida de quanta insulina nosso pâncreas é capaz de produzir durante a vida. As nossas células são programadas para ignorar a insulina se ela estiver constantemente alta, resultando no que se chama de resistência à insulina ou diabetes tipo 2.

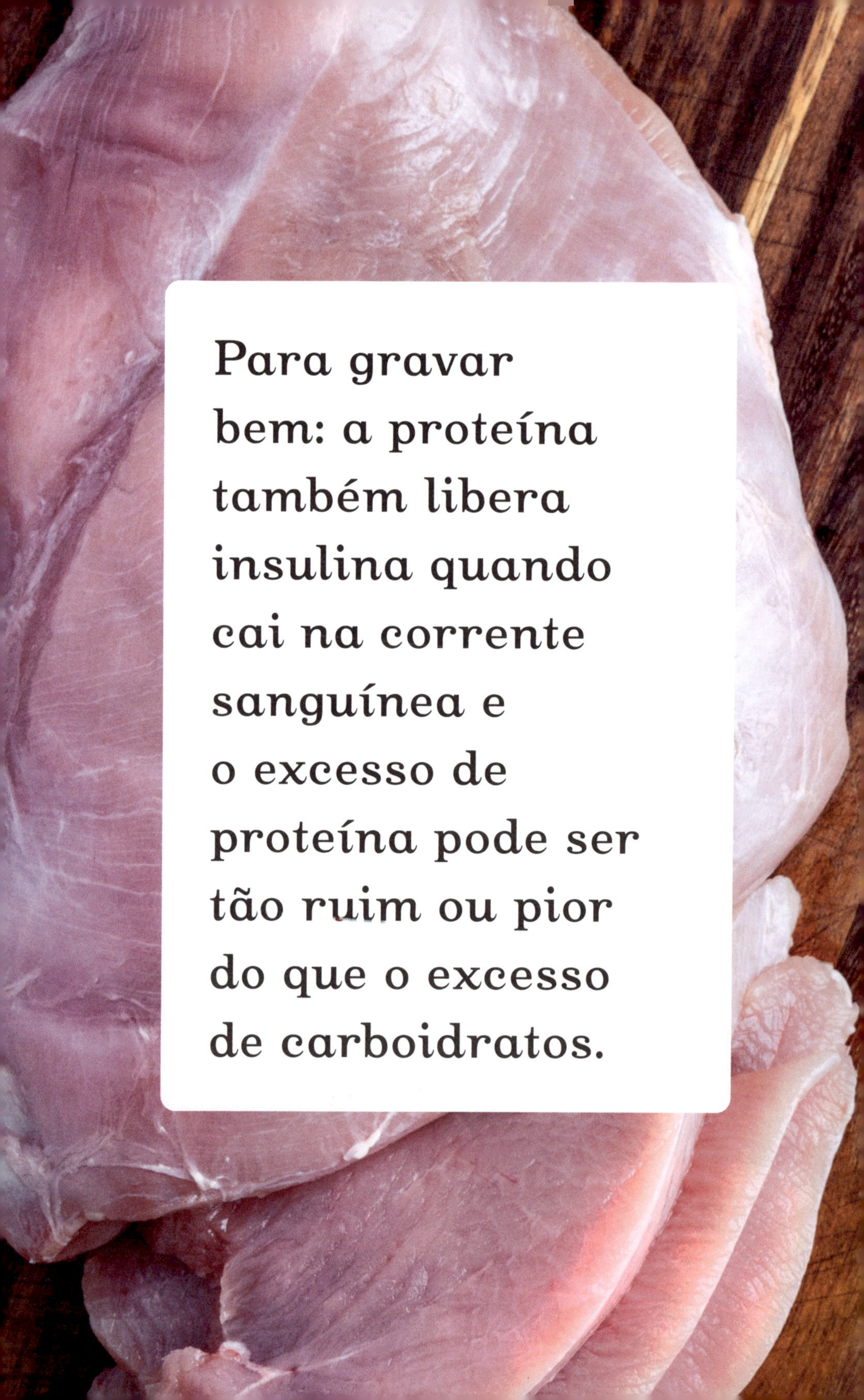

Para gravar bem: a proteína também libera insulina quando cai na corrente sanguínea e o excesso de proteína pode ser tão ruim ou pior do que o excesso de carboidratos.

Se a insulina aumenta muito, as células param de responder a ela porque já estão carregadas de glicose para ser transformada em gordura e não têm mais como armazenar os excessos de glicose. Então esse excesso vai sendo acumulado em qualquer outro lugar indevido. Isso é diabetes, uma doença séria, que leva a consequências muito graves. E não pense que é só tomar o remédio que "abaixa o açúcar do sangue". O remédio arruma o número da glicose, mas não diminui o estrago da inflamação que só vai progredindo mais lentamente.

Agora que já fizemos a distinção entre a consequência de comer carboidratos com fibras e sem, vamos então classificar os carboidratos. Os alimentos que têm grandes quantidades de fibras, como frutas, verduras, legumes e grãos, são ótimos para fornecer energia na medida certa e não provocam inflamações, porque não causam grande liberação de insulina. São chamados de carboidratos complexos devido à presença das fibras.

Já os carboidratos sem fibras, que existem nas farinhas e no açúcar refinado, vão liberar grandes quantidades de insulina, provocando muita inflamação nos tecidos. Esses são os carboidratos refinados, que você já sabe que deve evitar ao máximo.

Um cuidado importante: as frutas, os grãos e cereais quando ingeridos sem processamento são carboidratos complexos, muito bons para nossa saúde. Quando esses mesmos alimentos são processados e transformados em sucos, farinhas refinadas e o próprio açúcar, eles se tornam carboidratos refinados e passam a ser danosos à saúde. O melhor exemplo disso é o suco de maçã, encontrado em muitos alimentos processados e que pode até parecer saudável. Mas veja só o que acontece nesse caso. As maçãs são prensadas e centrifugadas para a obtenção do suco. Toda a polpa com fibras é separada e destinada para outro fim. O suco é então aquecido e concentrado se transformando unicamente em um xarope de água com açúcar, que quando cair no seu trato digestivo será absorvido tão rapidamente quanto a sacarose, que é o açúcar refinado extraído da cana de açúcar.

A mesma coisa acontece com o suco de uva "integral orgânico", todo cheio de adjetivos saudáveis nas campanhas de marketing. As uvas são prensadas e separadas em bagaço e suco. Este suco concentrado pode até ter alguns compostos bons para a saúde, mas a quantidade de açúcar concentrado e sem fibras que você ingere é tão nociva que supera o benefício de outros nutrientes pela resposta inflamatória desencadeada pela insulina.

Então, lição número 1 para comer corretamente: coma os alimentos que você prepara em casa a partir dos ingredientes naturais. Sucos de frutas precisam ser feitos mantendo o bagaço. Nada de coar sucos! Aposente a centrífuga e use o liquidificador. Ou se for a um restaurante e pedir um suco que não seja natural com a polpa, coma antes um pouco de salada ou outro alimento com fibras para amortecer a carga de açúcar.

Lembre-se da diferença entre os carboidratos. Os complexos, que são os produtos como a natureza criou, são saudáveis e bons amigos do funcionamento de todo o corpo. Os carboidratos refinados não são bons para a saúde e devem ser evitados a todo custo.

POR QUE TEMOS HIPOGLICEMIA

Comentei anteriormente que o nível da glicose é controlado pelo nosso corpo de maneira a evitar que esteja muito alto e também que abaixe demais. Quando usamos a glicose em nossas atividades, ela vai diminuindo na corrente sanguínea e o corpo inteligentemente vai buscando consumir o estoque que havia nos músculos e no fígado. Quando essa reserva de emergência vai se tornando mais baixa, há uma sequência de reações químicas e passamos a usar a gordura que está nas células como forma de energia. Isto é importante porque se a glicemia estiver muito baixa, falta energia para o nosso cérebro, o que pode ter consequências sérias. Você certamente já ouviu falar de hipoglicemia como sendo algo perigoso.

A reação do corpo à queda de açúcar no sangue tem sintomas bem característicos. No início a pessoa apresenta um mal-estar, suor frio, pode ter náuseas e, se não comer logo, os sintomas continuam com tontura, tremor, fraqueza, desmaio, podendo chegar ao coma.

Se você come muito carboidrato refinado, a glicose resultante da digestão desses carboidratos sem fibras passa muito rápido para a corrente sanguínea e muita insulina é liberada para jogar todo o excesso para dentro das células. Enquanto esta insulina estiver ativa ela vai impedir que o açúcar que ela jogou para dentro da célula saia de volta para ser utilizado como energia. Uma pessoa que comeu carboidrato sem fibras ficou com o mecanismo de utilização das gorduras bloqueado! Então vai ter que comer novamente para acabar com a hipoglicemia, e não vai conseguir usar nem uma grama do que está estocado. Sabe quando essa pessoa vai conseguir perder peso desse jeito? Nunca!

Então se você não é um atleta de elite ou com alta performance e está querendo se livrar de uns excessos aqui e ali, não tome bebidinhas açucaradas ou proteicas antes e durante o treino. Coma até no máximo duas horas antes de treinar e carboidratos complexos. Depois disso só tome água para se hidratar e só coma depois do treino!

Se quiser mesmo render no treino, vá treinar em jejum. Asseguro que você vai conseguir se exercitar sem morrer, tá? E ainda vai ter menos risco de se machucar e vai ter menos dor de recuperação. Só tome água, muita água, mas aos poucos, sem dar uma de camelo. É só usar uma garrafinha individual, reutilizável (por favor!), e ir se abastecendo durante o treino e depois dele. Sentiu a boca seca, beba água. Este é o método mais científico que existe: respeitar os limites que o corpo avisa. Você vai sentir a diferença na hora de abotoar a cintura.

Os vilões modernos

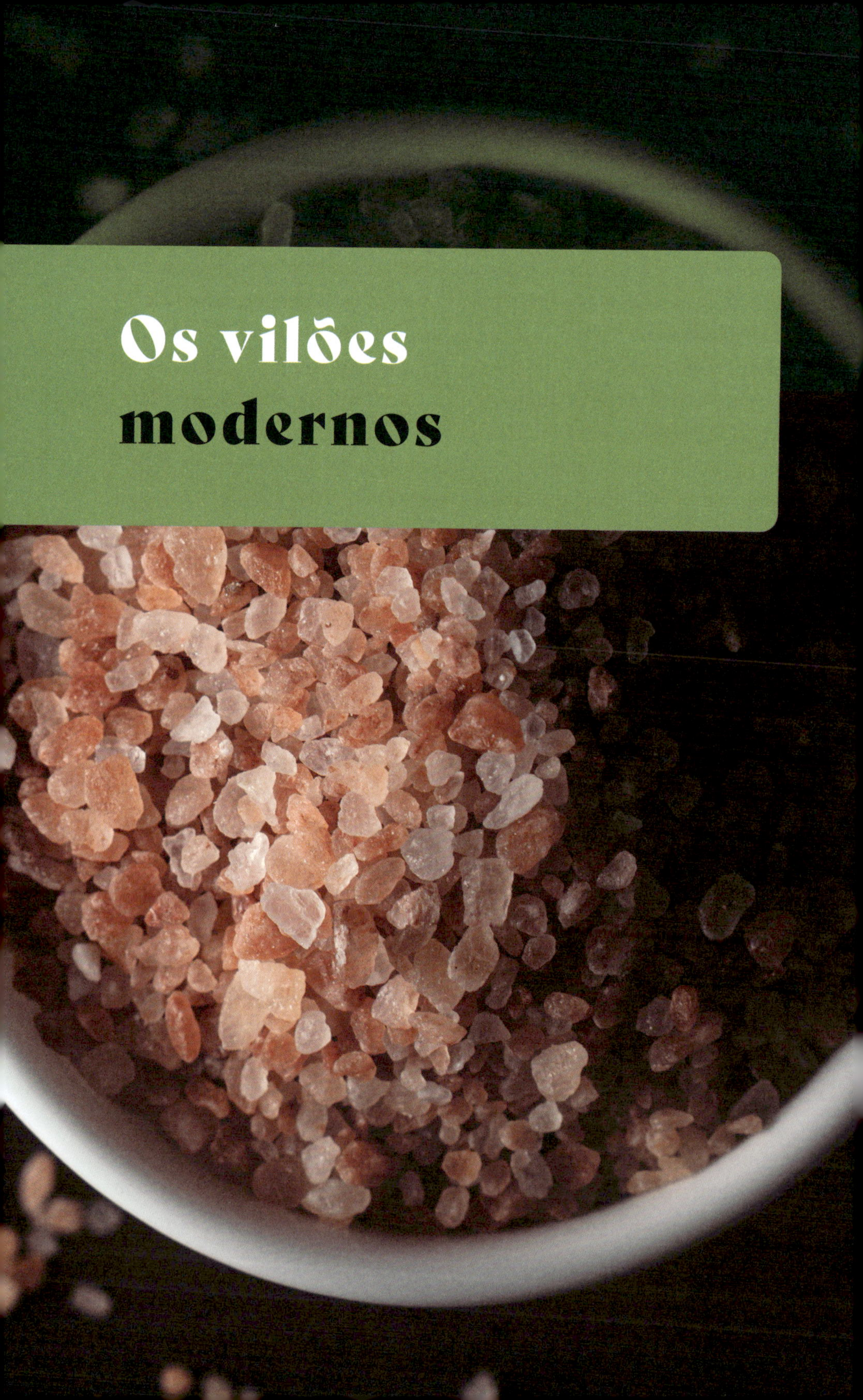

EXCESSO DE SAL

O sal apareceu na vida culinária nas civilizações antigas e era tão importante e de difícil acesso que a palavra salário vem do fato dos soldados da Roma Antiga receberem seus proventos em quantidades de sal. O sal como consumimos hoje permanece sendo apreciado pois enaltece o sabor dos alimentos, aguçando o paladar por sua ação nas papilas gustativas. A humanidade vem consumindo sal e sobreviveu, então por que ele é um problema tão grave hoje?

Por causa do excesso! Só por isso.

Você pode até pensar que nem usa tanto sal assim. Só que você sabe quanto sal há realmente naquilo que se consome? Você encontra o teor de sal dos alimentos nos rótulos descrito como sódio. E haja sódio! Por que tanto?

O sal é muito bom para preservar os alimentos. Lembra da carne de sol, que é salgada e posta para secar ao sol? Ela não apodrece porque o sal evita a sua decomposição e a desidrata. Como a indústria alimentícia sabe disso, o sal é adicionado à maioria dos alimentos, mesmo em alguns de sabor doce, em quantidades que aumentam o tempo de preservação e ainda estimulam o paladar para que você consuma mais do produto. Maravilha para o fabricante! Para você sobram as doenças como hipertensão arterial, problemas cardíacos, derrames... Eu não acho nenhuma graça nessas doenças.

Refrigerantes, como você deve imaginar, estão carregados de sódio e açúcar. Mas cuidado também com bebidas "saudáveis". Chás "naturais" e outras bebidas alternativas em lata ou embalagem longa-vida costumam ter níveis altíssimos de sódio. Sua sede melhora na hora, mas faz você ter mais sede logo depois, aumentando ainda mais o seu consumo de sódio.

No seu corpo, para cada miligrama de sal a mais, há uma resposta imediata das suas artérias, que se enrijecem e inflamam. Há uma necessidade dos rins de diluir este sal no corpo, retendo muita água, causando inchaços, sobrecarregando o coração e, resumindo, você passa a sofrer de hipertensão arterial, a famosa pressão alta! Doença danada que progride para o endurecimento progressivo das artérias, sacrifica o coração aumentando-o, piora a circulação do sangue em órgãos vitais como cérebro, o próprio coração e os rins.

Mas espere ai! Doença? Como isso começou? Com muito sal!

Há quem já tenha propensão familiar a desenvolver a hipertensão arterial. Mas mesmo que esse não seja o seu caso, se você criar condições para isso a cada refeição vai acabar conseguindo ser "premiado" com o problema.

A melhor opção é reduzir o consumo de sal adicionado ao preparo da comida e deixar de comer comida processada. Saleiro ao lado do prato nunca! Você se acostuma cada vez mais com o sabor, o que leva a querer sempre mais. Esta escolha é sua!

Uma palavrinha sobre o sal do Himalaia, sal marinho e outros sais

O sal rosa do Himalaia é extraído a mão de minas antiquíssimas no Paquistão, embalado e transportado praticamente sem nenhum tratamento adicional. Ele se tornou a grande moda em termos de consumo culinário. Mas qual é a vantagem do seu uso já que é bem mais caro?

Apesar do sal rosa do Himalaia apresentar alguns minerais a mais na sua composição e um teor de sódio pouco menor que o sal comum, a diferença nutricional entre ambos é mínima e não há nenhum estudo que justifique o seu uso. As alegações feitas sobre seus possíveis efeitos benéficos se referem aos efeitos do sódio em si, que tem papel importante no equilíbrio metabólico do corpo. A extração do sal rosa no Paquistão e transporte para longínquas distâncias não o torna um produto sustentável e há muita possibilidade de fraudes na sua comercialização. Por isso, se você encontrar esse sal com preço muito baixo, desconfie.

O sal marinho é o sal como extraído do mar, com apenas uma primeira lavada para retirar produtos derivados da poluição dos oceanos. Seu teor de sódio é menor que o sal refinado e ainda preserva minerais, incluindo o iodo e magnésio em sua composição.

Os sais refinados comuns são acrescidos de iodo para tratamento de carência desse íon em áreas distantes do mar, coisa que não acontece no sal rosa. Seu uso evita o aparecimento de bócio e do hipotireoidismo, que era endêmico em Minas Gerais e nas áreas rurais da Bahia, antes de 1953, quando foi oficializada a obrigatoriedade da adição de iodo ao sal como forma de prevenção às doenças da tireoide.

Durante o processo de refinamento, o sal extraído perde muito dos outros minerais e é submetido à adição de produtos químicos branqueadores e desumidificadores que lhe conferem o aspecto branco e bem solto.

O sal light é produzido pela diminuição do teor de sódio do sal comum e acréscimo de potássio. No entanto, ele não deve ser consumido sem restrição pois o potássio também causa problemas sérios se ingerido em excesso.

Então, como ficamos?

Para resumir: o melhor mesmo é diminuir o consumo de comidas e bebidas processadas, que contêm altos teores de sódio, e também moderar bastante no uso do sal, seja ele qual for.

Para os interessados em ter uma alimentação melhor, o sal marinho apresenta vantagens sobre os demais, sem pesar tanto no bolso.

AÇÚCAR

Quando se fala de açúcar você lembra dos cristaizinhos brancos que se acrescenta ao café ou sucos, não é?

Pois saiba que este açúcar que você vê e sabe o quanto usa é apenas uma pequena parte do seu consumo.

Sabia que cada vez que compra um produto que está na prateleira do supermercado você está comprando muito açúcar dis-

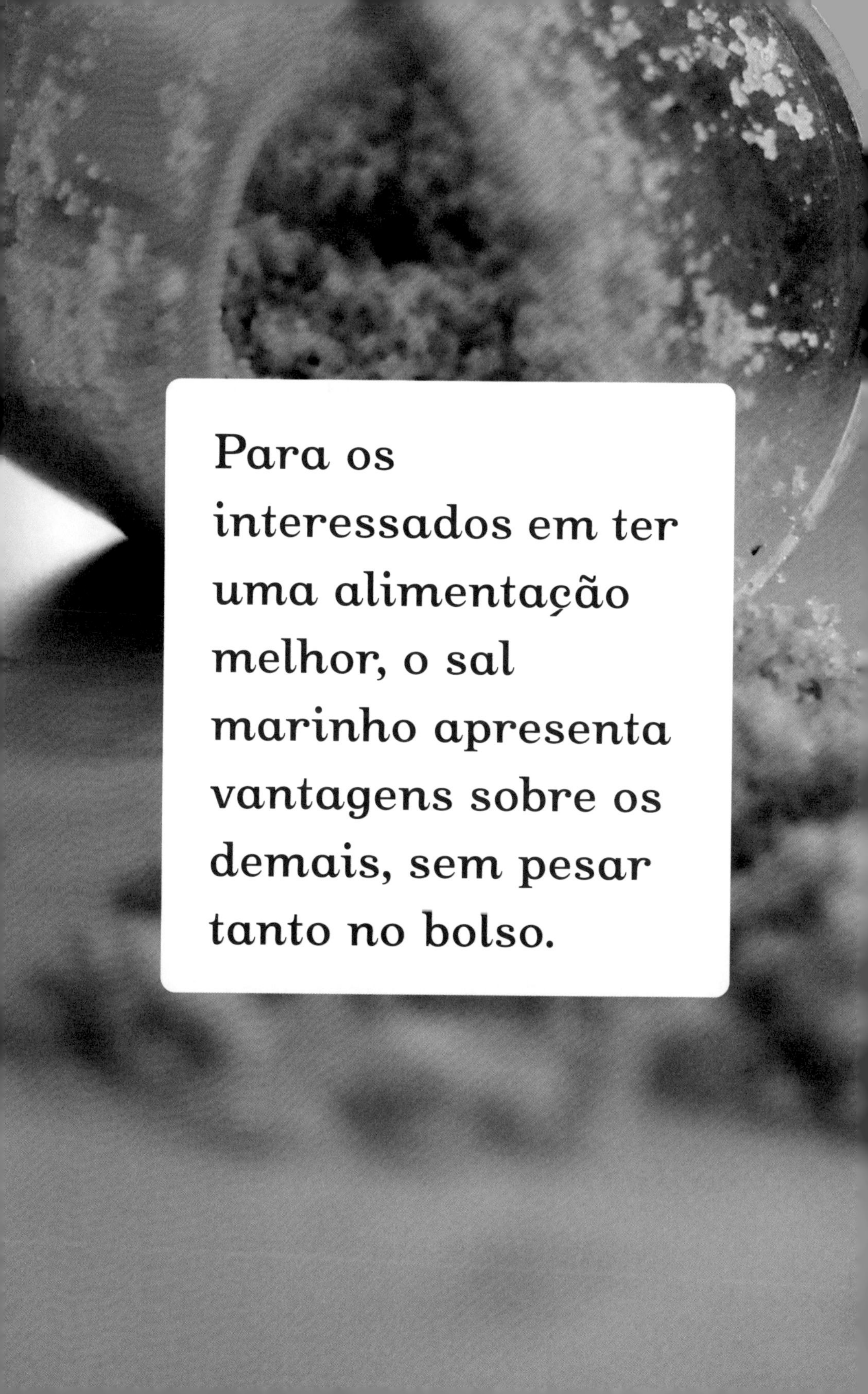

Para os interessados em ter uma alimentação melhor, o sal marinho apresenta vantagens sobre os demais, sem pesar tanto no bolso.

farçado? Mesmo aqueles alimentos *fit*, saudáveis, zero açúcar! Como assim?

O açúcar tem a capacidade de impedir o crescimento de bactérias quando está em concentração alta. Você já viu açúcar estragar? E quando o açúcar é aquecido, ele se torna aquele caramelo de cor dourada e meio puxa-puxa, não é?

Os fabricantes de alimentos usam estas propriedades do açúcar para tornar os produtos comestíveis mais macios, com uma cor mais atrativa e ainda aumentar a validade dos produtos. Só que você não fica sabendo desse conteúdo.

Se estiver escrito no rótulo "Zero Açúcar", o que isso quer dizer? Apenas que o teor de sacarose, que é um dos tipos de açúcar, é igual a zero, e que a sacarose não foi adicionada ao preparo daquele produto. No entanto, nada impede que cada ingrediente utilizado no preparo tenha sido feito com açúcar. Quer saber como?

Existem muitas outras substâncias como xarope de milho, suco de maçã concentrado, extrato ou xarope de mel, dextrose, amido modificado, maltodextrina e outros classificados como espessantes, edulcorantes, além de outros nomes cifrados em códigos, que também são açúcares ou contém grandes quantidades de açúcar. E é aí que mora o problema.

Vejamos o caso do suco de maçã utilizado como ingrediente de vários iogurtes e outros produtos para crianças. Mas maçã não é saudável? Sim, mas aqui o tal suco de maçã é apenas a água com açúcar que foi extraída da maçã sem nenhuma fibra, concentrada e usada para adoçar sem deixar gosto diferente no produto. A mesma coisa com o mel. Ele tem vários minerais e até é uma escolha boa para adoçar, mas não quer dizer que possa ser usado sem limites.

Vários são os açúcares disponíveis comercialmente. O mais conhecido é o extraído da cana de açúcar, sendo altamente processado e refinado. Existem fases de processamento e outros produtos menos refinados mantêm alguns de seus nutrientes, mas ainda assim não são feitos para o consumo na proporção em que se usa na dieta ocidental. Então pensar em utilizar açúcar mascavo ou açúcar de outras procedências como de beterraba ou coco também não quer dizer que o uso esteja liberado em quantidade. Seu consumo deve ser restrito da mesma forma.

Quanto mais açúcar refinado ou de fácil absorção, maior a liberação de insulina e todo o desencadeamento da cadeia de reações que eu expliquei anteriormente.

Apesar de se esforçarem para comer só produtos "saudáveis", muitas vezes pessoas com diabetes ficam desanimadas por não conseguirem um bom controle da glicemia. Por não saberem avaliar corretamente o conteúdo das substâncias contidas nesses alimentos ditos "saudáveis", acabam por ter uma ingestão muito superior ao desejado de açúcares camuflados com outros nomes. Pode ser que o problema esteja aí.

COMO ADOÇAR ALIMENTOS E O PERIGO DOS ADOÇANTES

Se você está pensando qual seria o melhor adoçante, esta é uma resposta difícil, já que não existe adoçante bom. O melhor indiscutivelmente é optar por comer os alimentos sem acrescentar nada para torná-los mais doces.

Mas como sei que isto é bem difícil para quem vive na overdose de produtos processados, vamos tentar ajudar.

Os melhores produtos para se adoçar os alimentos em geral são o melaço, o mel e as tâmaras desidratadas, que podem ser usadas como pasta ou mais secas e moídas, em forma de pó, sendo conhecido como o açúcar de tâmaras. Aqui vai o alerta caso você vá comprar a versão processada: cuidado com a origem! Sabe como é, infelizmente existem muitos produtos "batizados" para se tornarem mais lucrativos.

Frutas bem maduras contêm maiores teores de açúcares e devem ser usadas com moderação se o objetivo for a redução do açúcar total. Outras, como as tâmaras e o sapoti — uma fruta muito saborosa, cheia de fibras e água —, funcionam muito bem para adoçar compotas e sucos e ainda têm minerais e vitaminas. Para fazer bolos e pudins, a mistura com frutas maduras, cenouras ou beterrabas, já adoça o suficiente. O leite de coco é outro ingrediente que ajuda a melhorar o sabor.

Pode usar mel, açúcar de coco ou açúcar mascavo? Pode, mas açúcar é açúcar, então sempre utilizar a menor quantidade possível.

Se, no entanto, você detestar a ideia de tomar café sem açúcar e a opção for usar o adoçante ou o açúcar no café, tente a seguinte estratégia. Remova o açúcar da dieta por completo e deixe a sua cota somente para adoçar seu café. Elimine-o de outras coisas e guarde a sua mínima porção diária para aquilo que faz diferença!

Não tem sentido tomar um café horroroso com adoçante ou sei lá o quê e comer aquela bolachinha sem graça, cheia de açúcar, ou a balinha para tirar o gosto ruim da boca.

Use a sua cota de "maldade" aonde você tem mais prazer e esqueça o açúcar em outras coisas.

A estévia, tão queridinha das dietas por ser um adoçante "natural", extraído de plantas e usada por tribos tupi-guarani, não poderia ter apelo de marketing mais natureba. Porém, ela sofre uma mudança no intestino pela ação das bactérias. transformando-se em outras substâncias que podem aumentar danos ao DNA. Por isso sua dose de consumo diário deve ser muito restrita, ainda mais se você consome muitos produtos processados e diet, que já contém estévia no seu preparo.

Entre os demais adoçantes, os que seriam menos ruins são eritritol, xilitol e sorbitol nessa ordem.

O eritritol é derivado da casca de frutas e até o momento não se identificou nada que o implique em consequências danosas para a saúde. Seu inconveniente atual é o preço elevado e um discreto efeito laxativo que algumas pessoas podem sentir.

O xilitol, utilizado amplamente em gomas de mascar e pastilhas, pode ser usado, mas é digerido pelas bactérias do intestino e pode aumentar a produção de gases e ter efeito laxativo. O mesmo se aplica ao sorbitol.

Quanto aos adoçantes artificiais, desculpe, não vou nem perder tempo em comentar. Estão todos associados a muitas doenças graves como mal de Alzheimer, alterações psiquiátricas, piora de sintomas de depressão e alterações suicidas, além de irritabilidade e diminuição da produtividade intelectual.

Se tudo isso não for suficiente para você repensar o uso de adoçantes, saiba então que eles estão associados a maior ganho de peso a longo prazo. E isso não é só uma velha piada que diz que quem usa adoçantes é porque já tem problemas de controle de peso. Eles atrapalham o comando cerebral de secreção de hormônios e fazem você ficar diabético. Além de acabarem com a microbiota, como vamos explicar mais adiante.

DE ONDE VÊM AS GORDURAS *TRANS*

Existem vários tipos de elementos no grupo das gorduras (ou lipídeos). Uma parte desse grupo é chamada de ácidos graxos e são classificados de acordo com o seu tamanho, ou com o formato de sua estrutura. Temos aqui dois grandes grupos chamados de gorduras saturadas e insaturadas.

As gorduras insaturadas podem ser monoinsaturadas e poli-insaturadas, dependendo da presença de um determinado tipo de ligação química na fórmula. Você entenderá por que estou explicando tantos desses detalhes sobre gorduras quando falarmos sobre como escolher melhor o tipo para balancear sua dieta, e será super fácil saber o que escolher.

A aula de química está quase acabando, mas preciso só explicar mais um detalhe. Quase todos os ácidos graxos existentes na natureza têm uma forma química chamada de *cis* relacionada à posição das dobras da sua molécula. Estas dobras são como aquelas dos papéis nas dobraduras de origami.

Quando se interfere mudando alguns elementos dessas gorduras pela reação com hidrogênio, a gordura modificada passa a ser chamada de *trans* e adquire uma forma completamente diferente. Isso transforma a capacidade dessa "nova" gordura de participar das reações químicas que acontecem o tempo todo no nosso corpo. As gorduras *trans* desencadeiam inflamação, podem emperrar o sistema imunológico e interferir na atividade de nossos hormônios. Em resumo, criam um CAOS.

Você pode ter ouvido falar sobre as gorduras *trans* da margarina, mas talvez não saiba de outras gorduras *trans* que estão camufladas com nomes diferentes na maior parte dos alimentos prontos e de *fast-food*. Como chegamos a isso?

Tudo aconteceu há algumas décadas, quando se começou a estudar o papel das gorduras da dieta no aparecimento de doenças cardíacas. Foi correlacionada acertadamente a presença de alto colesterol sanguíneo com maior risco de infarto e acidente vascular cerebral — o AVC, também chamado de derrame de uma forma mais leiga.

Tornou-se questão de saúde substituir a banha animal e a manteiga, ambas ricas em colesterol, por um outro tipo de gordura que pudesse ser usado para frituras e também para espalhar no pão. A margarina já existia de outras formas desde o final do século XIX e a indústria criou um mecanismo químico para aperfeiçoar a receita original, transformando os óleos vegetais fluidos em algo mais cremoso para ser usado no lugar da manteiga.

Assim, resumidamente, nasceu a margarina como conhecemos desde a década de 1960, feita com essa gordura hidrogenada, que se chamou de gordura *trans*. A busca por uma nova fórmula teve um grande atrativo econômico, pois a produção da margarina é muito mais barata do que a da manteiga e confere à indústria maior margem de lucro.

Só depois de algumas décadas é que se descobriu o dano que as gorduras *trans* podem causar em termos de aumento de inflamação de artérias e o aparecimento de doenças. Elas foram deixadas de lado pela maioria das pessoas, mas pelo atrativo lucro que proporcionam, a indústria teve que se adaptar à enorme perda de consumidores. Foi aí que desenvolveram outras técnicas para "compensar" o efeito *trans* e produzir uma margarina menos danosa à saúde. Só que a compensação não melhorou os efeitos danosos e a indústria continuou a usar esta gordura que se chama parcialmente hidrogenada para fabricar quase tudo o que é comida processada.

Se existe uma unanimidade de informações no quesito de gorduras entre todos os estudos e pesquisadores, isso é: você tem que fugir das gorduras *trans* o máximo que puder! Elas só atrapalham a sua saúde, interferindo em todo o seu corpo, causando doenças dos jeitos mais malucos. Então você vai me perguntar, onde eu encontro gordura *trans*? Em TUDO o que você come processado.

Muitos podem pensar que estão a salvo por não comerem margarina. Ela é a gordura *trans* mais conhecida, é verdade, mas quando você ler óleo comestível ou óleo vegetal hidrogenado no rótulo de um produto pode apostar que esse óleo tem uma parte dele hidrogenado como trans.

As gorduras *trans* são grandes vilões, muito piores do que as gorduras saturadas. As gorduras parcialmente hidrogenadas são "um pouco menos ruins", mas estão longe de serem as melhores opções para uma vida saudável. Precisam ser evitadas sempre!

Por que se usa tanto esse tipo de gordura no preparo de alimentos? Porque apesar de ser nociva, essa gordura hidrogenada – *trans* – forma um produto de consistência mais suave, com sabor mais agradável e aumenta a durabilidade dos produtos na prateleira.

As gorduras *trans* existem também em mínimas quantidades em alimentos de origem animal, pois são produzidas por bactérias que habitam o intestino dos animais ruminantes.

Outro lugar cheio de gordura *trans* são as cadeias de *fast-food*, que as usam para frituras para evitar perdas de alimentos.

E O COLESTEROL?

Pobrezinho do colesterol, que é uma gordura tão importante! Só leva pancada de todos os lados, mas sem ele muitas das nossas funções vitais não seriam possíveis.

O colesterol é uma gordura que só existe nos produtos de origem animal. Ele é fabricado pelo nosso fígado e faz parte da composição da bile, substância que se armazena na vesícula biliar e é necessária para digerir as gorduras do nosso alimento.

O colesterol é um componente essencial na produção de vários dos nossos hormônios, entre eles os hormônios sexuais e outros com múltiplas funções de proteção. Sua maior síntese depende no nosso fígado, que o produz quando necessário e deixa de fazê-lo quando ingerimos quantidades maiores de colesterol na nossa dieta. Os excessos de colesterol são eliminados pelas fezes. Quando a ingestão de colesterol ultrapassa o limite que temos de excretá-lo, o excesso se torna danoso a nossa saúde.

O colesterol não é solúvel em água, então para ser transportado na corrente sanguínea, precisa ser carregado por proteínas. São essas proteínas específicas, chamadas de lipoproteínas, que nós medimos para falar do colesterol "bom e ruim". O colesterol é um só, a diferença é o quanto essas proteínas ajudam a medir o excesso dele.

Simplificando muito, quanto mais colesterol houver, mais dessas lipoproteínas estarão presentes na circulação, transportando para cima e para baixo, vendo onde pode largar este colesterol para algo útil. E é aí que ele vai ser usado de um jeito que conserta algo na hora, mas causa grande problema futuro.

Sabe aquela história de pintar a parede para esconder o mofo sem ter arrumado o vazamento? É um bom jeito de imaginar o que se chama aterosclerose, a doença que fecha os vasos do coração, causando infarto, ou do cérebro, causando o acidente vascular cerebral.

A aterosclerose pode ser entendida bem facilmente. O sangue é bombeado do coração e levado a todos os órgãos, inclusive o próprio coração, através de vasos sanguíneos chamados artérias. Essas artérias são como os canos de água de uma casa, que levam a água da caixa a todas as torneiras. Agora imagine um cano de ferro, daqueles bem antigos, que começa a enferrujar e apresenta elevações em seu interior. Essas elevações vão diminuindo a passagem da água e aos poucos pequenos pedaços vão se descascando no interior do cano e se desprendendo, podendo até obstruir a passagem da água.

É exatamente o que acontece nas nossas artérias quando comemos sal, açúcares ou toxinas demais. Há uma inflamação da parte interna das artérias, como um esfolado, que precisa ser reparado logo para não deixar o sangue coagular sobre aquele ponto. Aí entram as lipoproteínas que carregam o colesterol. Elas se fixam a esses pontos machucados dentro dos vasos para fazer uma cobertura sobre essa área, como um borracheiro tampando um furo em um pneu pelo lado de dentro. Essas são as placas de ateroma que caracterizam a doença aterosclerose.

Só que com o passar do tempo, mais e mais placas vão se formando, diminuindo o fluxo sanguíneo pelo estreitamento do vaso. E aí pode faltar sangue para suprir o coração, o cérebro, as pernas e onde mais houver estragos. Essa interrupção do fluxo de sangue é que causa o infarto, o AVC e as dificuldades de circulação que podem ocasionar amputações de pés e pernas nos casos mais graves.

O colesterol é muito importante pois participa da formação de todas as membranas das células, e é parte de muitos dos nossos hormônios e da bile. Sem ele não conseguiríamos sobreviver.

Mas isso não quer dizer que você possa comer excessos de colesterol ou de açúcares que acabam se transformando em gordura, pois o corpo já produz o que precisa de colesterol na medida correta. Se você inunda seu sangue de gordura, o fígado reduz a

O colesterol é muito importante pois participa da formação de todas as membranas das células, e é parte de muitos dos nossos hormônios e da bile. Sem ele não conseguiríamos sobreviver.

produção de colesterol e há um aumento de eliminação pelas fezes. Uma quantidade maior de colesterol na bile pode levar à formação de pedras na vesícula, e quando tudo isso se esgotar vai haver deposição de gordura também em lugares onde não deveria acontecer, como nas placas de ateroma e na doença da gordura do fígado – a esteatose hepática.

Se você acha que os remédios para abaixar o colesterol resolvem o problema, está muito longe da verdade. Eles reduzem o colesterol, mas causam um outro tanto de efeitos colaterais que dá para pensar muito se valem a pena.

O melhor mesmo é reduzir a quantidade de colesterol diminuindo açúcares, farinhas e gorduras trans da dieta, evitando que o fígado fique sobrecarregado e passe ele próprio a ter acúmulos de gorduras que atrapalham a sua função.

Você sabia que NENHUM produto de origem vegetal tem colesterol? Azeites, óleos vegetais, castanhas, nozes, amendoim, abacate, coco e o que mais você lembrar do reino vegetal não tem colesterol nenhum.

O colesterol da dieta vem exclusivamente dos produtos de origem animal, TODAS as carnes, laticínios e ovos. Uns mais, outros menos. Quase todo mundo não se dá conta de que quando come um pedaço de carne, mesmo daqueles cortes chamados de magros, está comendo não só a proteína da carne, mas também muita gordura saturada e muito colesterol.

Entre as fibras de qualquer carne, até mesmo nos nossos músculos, existe uma quantidade que não vemos de gorduras na forma de películas muito finas que envolvem as fibras musculares.

Leite e todos os seus derivados também têm proteína e gorduras, incluindo o colesterol. E os ovos têm colesterol na sua gema.

Se você precisa reduzir seus níveis de colesterol, reduza seu consumo de carnes e produtos de origem animal. E definitivamente: diminua a quantidade de açúcares e farinhas refinadas da sua dieta!

Deixe para comer carne só de vez em quando. Prefira alimentos de origem vegetal, que têm substâncias chamadas fitoesteróis que reduzem a absorção de colesterol, baixando os seus níveis.

E se você acha que a proteína da carne ou derivados vai fazer falta, pode sossegar. Um homem de 70 quilos, com atividade física moderada, só precisa de 84 gramas de proteína ao dia. Isso é bem pouco, pois o corpo recicla a proteína necessária a partir de outras que estão sendo descartadas. Então capriche nos grãos e sementes, pois eles têm muita proteína sem colesterol. E o nosso corpo é bem inteligente e vai reciclar o que você precisar!

Se você precisa reduzir seu colesterol, capriche nos grãos. Eles têm muita proteína boa, sem colesterol!

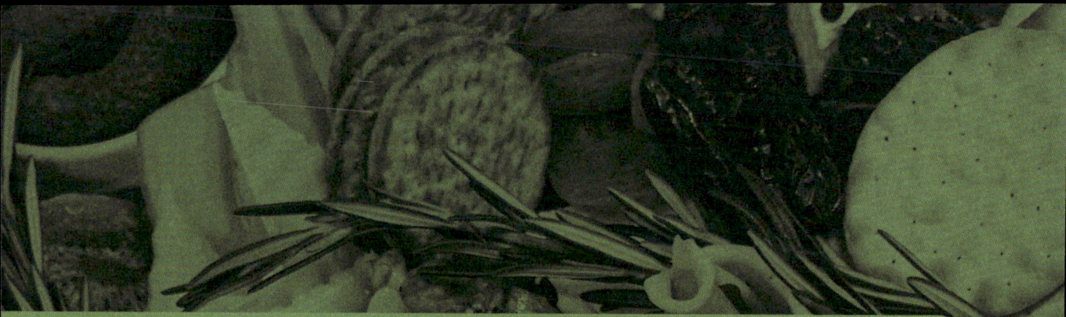

O que são alimentos processados?

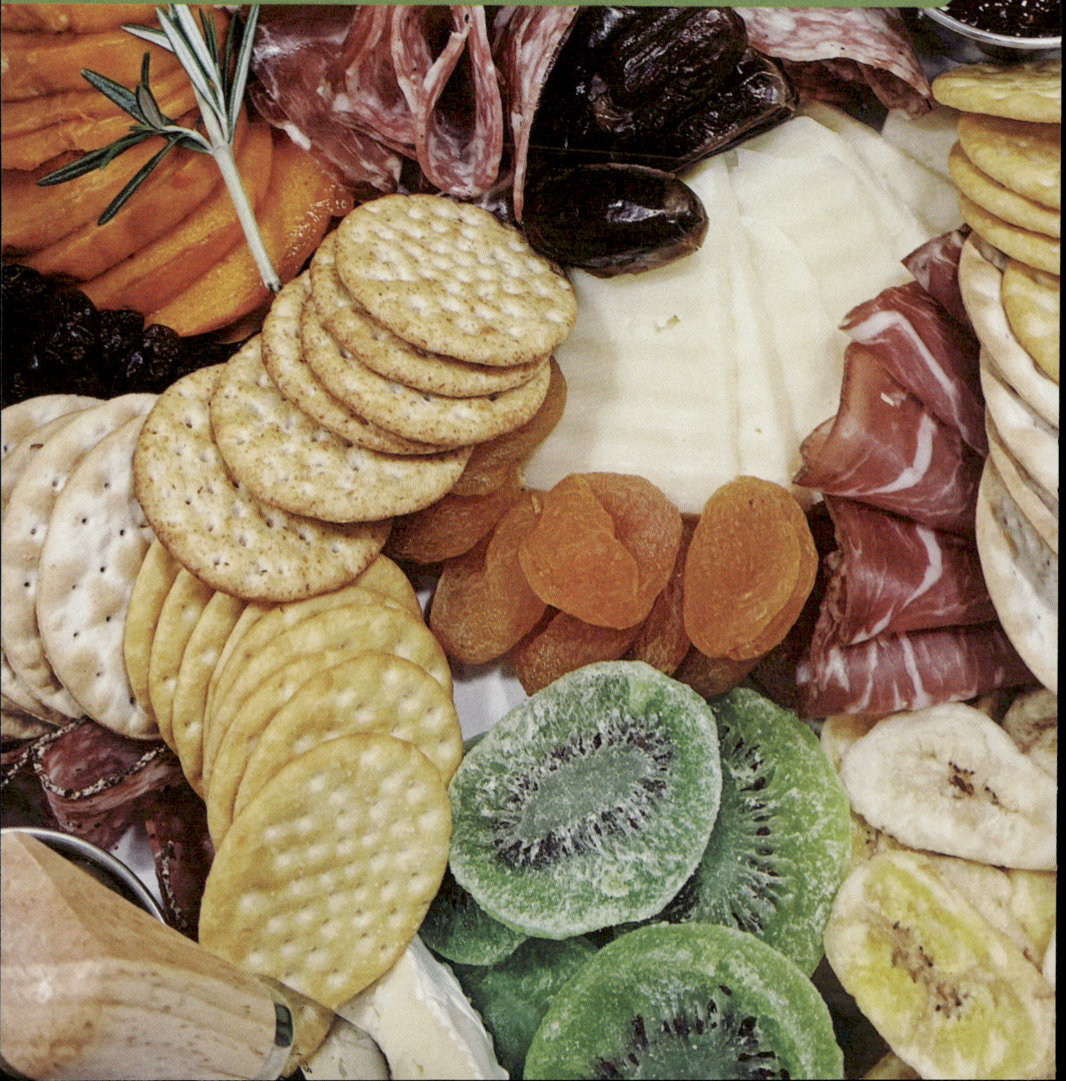

GRAUS DE PROCESSAMENTO

Como existem graus de processamento, precisamos definir o que são os alimentos processados sobre os quais se fala tanto. Vamos lá entender isso.

Quando você compra um alimento como uma fruta ou uma verdura crua, o processamento consistiu apenas na colheita e acondicionamento na embalagem, mas se você comprar uma melancia que já vem descascada e cortada, outro processo foi acrescentado. E por que não nos importamos com isso? Porque estes processos não retiram nutrientes do alimento original nem acrescentam substâncias que modifiquem suas propriedades. Se você compra algo congelado a partir do produto in natura, pouco valor nutricional é modificado, mesmo que o aspecto seja diferente ao ser descongelado e alguns nutrientes se percam.

Se você comprar um abacaxi que foi cortado e teve açúcar ou adoçante adicionado, houve comprometimento do produto original. Torna-se um outro grau de processamento. E assim temos os vários processos sendo adicionados ao elemento inicial até chegarmos à confecção de produtos alimentares feitos industrialmente e a partir de ingredientes que por si já foram muito processados antes. Esta categoria recebe o nome de ultraprocessados. E aqui estão os grandes vilões da nossa época.

Por serem carregados de açúcares e gorduras nocivas à nossa saúde, os alimentos ultraprocessados são os maiores responsáveis pela epidemia de doenças crônicas da atualidade.

Agora você já sabe que quando falamos de comidas processadas quase sempre nos referimos às ultraprocessadas, ou melhor, àqueles produtos feitos pela indústria alimentícia, em alta escala, com vários aditivos químicos para aguentarem mais tempo na prateleira, sem que sofram alterações de sabor e textura.

Geralmente são os produtos mais procurados e consumidos, cheios de açúcares, farinhas altamente refinadas e gorduras de todos os tipos, com baixíssimo valor nutricional. A estratégia para a venda desses produtos em larga escala é adicionar alguma vitamina ou mineral em mínimas quantidades e divulgar este fato como se fosse uma grande melhoria de qualidade. Não se deixe levar pelas letras grandes do rótulo! Vá até a lista de ingredientes e veja o que você está realmente comprando.

O texto a seguir foi extraído do *Guia Alimentar para a população brasileira*, publicação feita pelo Ministério da Saúde, que traz diretrizes sobre a qualidade do que se deve observar em termos de políticas nutricionais para a população.

Alimentos ultraprocessados
O que são?
Alimentos ultraprocessados são formulações industriais feitas inteiramente ou majoritariamente de substâncias extraídas de alimentos (óleos, gorduras, açúcar, amido, proteínas), derivadas de constituintes de alimentos (gorduras hidrogenadas, amido modificado) ou sintetizadas em laboratório com base em matérias orgânicas como petróleo e carvão (corantes, aromatizantes, realçadores de sabor e vários tipos de aditivos usados para dotar os produtos de propriedades sensoriais atraentes). Técnicas de manufatura incluem extrusão, moldagem, e pré-processamento por fritura ou cozimento.

Exemplos
Vários tipos de biscoitos, sorvetes, balas e guloseimas em geral, cereais açucarados para o desjejum matinal, bolos e misturas para bolo, barras de cereal, sopas, macarrão e temperos "instantâneos", molhos, salgadinhos "de pacote", refrescos e refrigerantes, iogurtes e bebidas lácteas adoçados e aromatizados, bebidas energéticas, produtos congelados e prontos para aquecimento como pratos de massas, pizzas, hambúrgueres e extratos de carne de frango ou peixe empanados do tipo nuggets, salsichas e outros embutidos, pães de forma, pães para hambúrguer ou hot dog, pães doces e produtos panificados cujos ingredientes incluem substâncias como gordura vegetal hidrogenada, açúcar, amido, soro de leite, emulsificantes e outros aditivos.

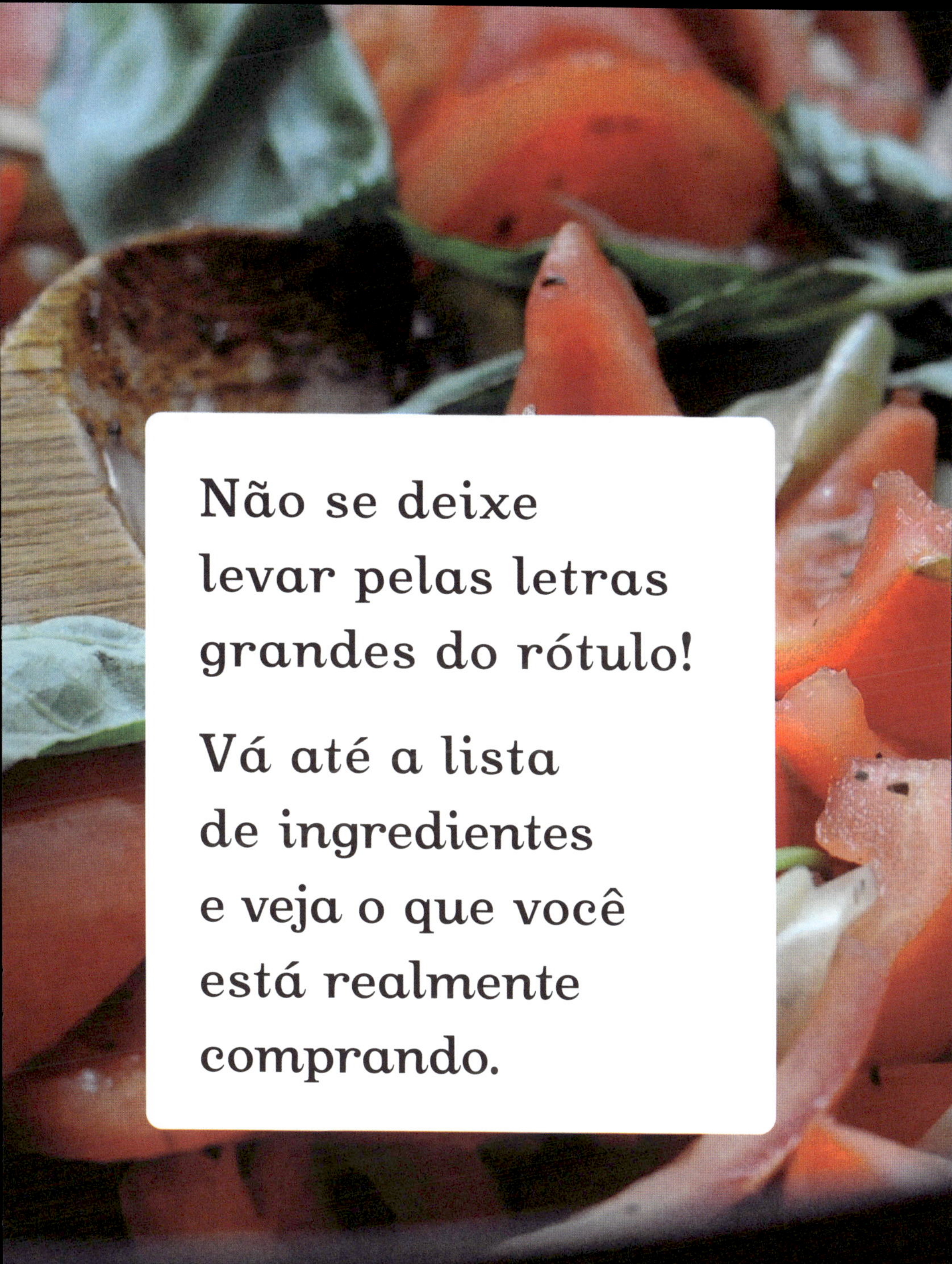

Não se deixe levar pelas letras grandes do rótulo!

Vá até a lista de ingredientes e veja o que você está realmente comprando.

Só por esse pequeno trecho publicado pelo Ministério da Saúde já deu para perceber que comida ultraprocessada pode ser boa para quem vende, mas não para quem consome...

EXISTEM ALIMENTOS PROCESSADOS BONS?

Sim. Mas são aqueles minimamente processados do tempo das nossas bisavós.

Aqueles que se fazia quando a disponibilidade de alimentos fora das estações era menor e o processamento era feito como forma de se preparar para as épocas de escassez. Foi assim que surgiram as conservas de legumes e verduras como forma de preservar um excedente de alimento que acabaria sendo desperdiçado.

Feitas a partir dos ingredientes *in natura*, devidamente higienizados, as conservas são ótimas para manter o valor nutricional dos alimentos, mesmo modificando um pouco o sabor. Só fique atento, durante o preparo são adicionados sal e/ou açúcar em quantidades razoáveis, então, se for utilizar este tipo de alimento, sempre procure drenar o líquido da conserva e até mesmo enxaguar os alimentos para remover o excesso do sódio ou açúcar da parte sólida.

Se você tiver hipertensão arterial, alguma alteração cardíaca ou renal, deixe as conservas convencionais de lado e faça as suas próprias apenas com o acréscimo do vinagre. Reduza a um mínimo as quantidades de sal ou açúcar na receita e coma muito ocasionalmente.

Para evitar desperdício de alimentos, você pode higienizá-los e congelar ou até mesmo preparar sua receita predileta e congelar parcialmente pronta. Muitas vezes este recurso de um pré-preparo diminui o tempo na hora de cozinhar uma refeição e ainda economiza algo que se perderia. Quando faço um prato mais demorado, costumo sempre fazer uma porção maior. No meio do cozimento mantenho apenas aquilo que vou utilizar naquela refeição e o restante congelo. Assim, ao aquecer num futuro consumo, o prato se mantém saboroso, sem ficar com aquele aspecto de passado do ponto.

Se estiver pensando em conservas ou geleias já prontas, quase nunca valem a pena, pois a quantidade de sódio, açúcar e outros aditivos conservantes é tão grande que superam os benefícios dos nutrientes que compõem a conserva. É o caso de cogumelos, palmitos, picles, cebolinhas, azeitonas e compotas de frutas. Deixe os pratos prontos no supermercado e faça você suas receitas, se possível com os ingredientes frescos.

Uma palavrinha sobre embutidos — os frios, as salsichas e linguiças. Não passe por perto dessa gondola do supermercado. Se não puder evitar pela proximidade com os queijos, não pegue nenhuma das opções de frios.

Se você precisa ter cuidado com as carnes que consome, imagine com aquilo que é feito a partir das sobras dos cortes de carnes, na melhor das hipóteses.

O processamento e aditivos necessários para se conservar a carne sem deteriorar por muito tempo é quase um embalsamamento. Não preciso fazer muita força para falar que não tem salvação. Esses produtos estão cheios de todos os piores tipos de gorduras, além das contidas na carne, de quilos de sal e isto não faz bem, nem é light, nem é paleo, keto, nem emagrece, nem é carne... pode até ter sido, mas depois de tanto processamento é melhor comer papel. Passe longe disso.

Microbiota

Probióticos ou os mocinhos do nosso tubo digestivo

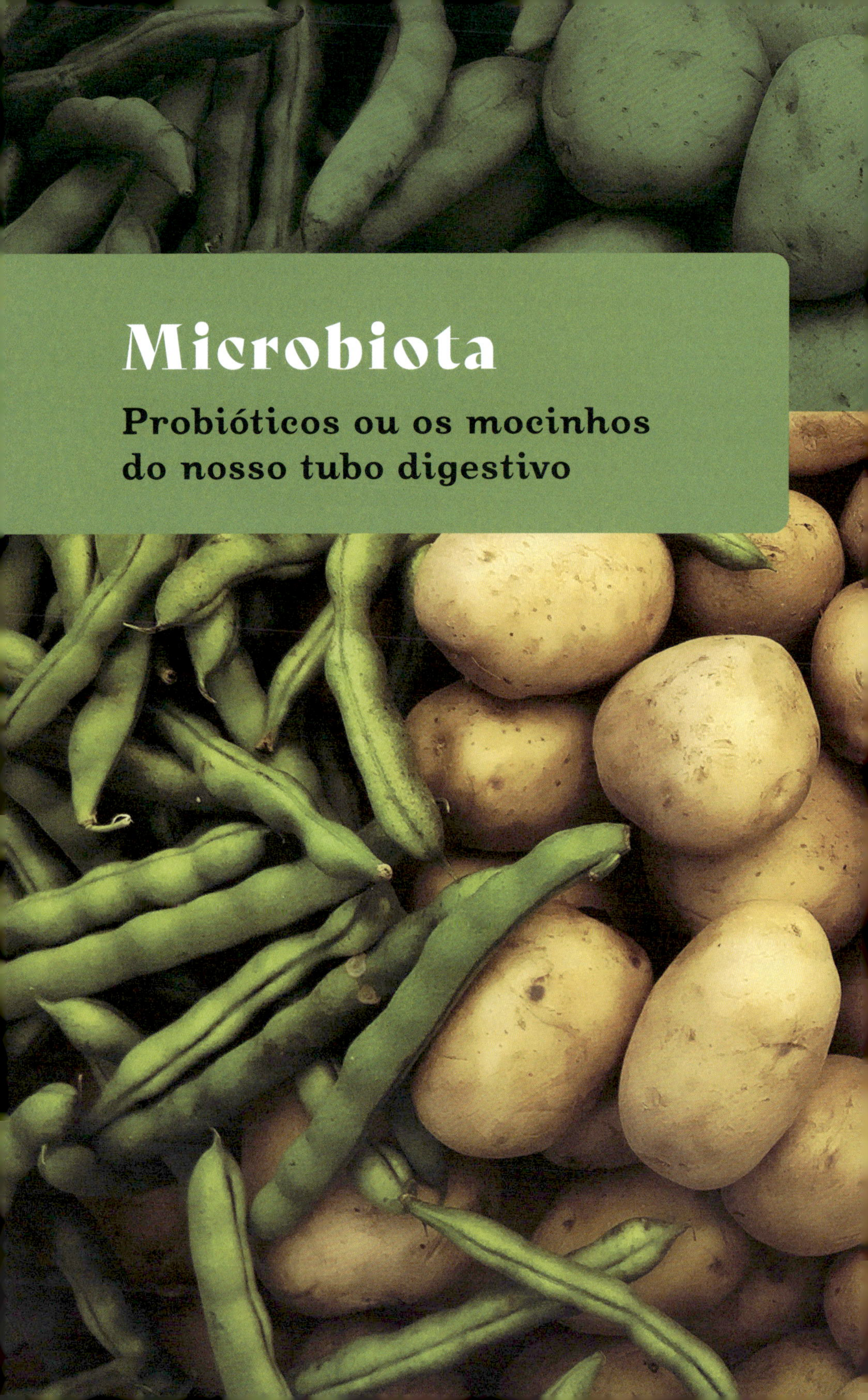

Até poucas décadas atrás, a ideia de germes habitando o nosso corpo parecia aterrorizante e, no entanto, hoje sabemos da importância de manter uma microbiota bem funcionante e equilibrada.

Vamos ver o que é essa microbiota ou microbioma ou ainda os probióticos, que é o nome pelo qual é mais conhecido o conjunto dos microrganismos que habitam o nosso corpo. Existe uma população de trilhões de bactérias, vírus e até fungos que vivem em nosso trato digestivo, na nossa pele e cavidades do corpo. Em cada local há uma categoria diferente de germes, com funções específicas de manter o equilíbrio local e até mesmo se tornando defensores da invasão por outros germes causadores de doenças.

No tubo digestivo é onde a função de proteção dessa microbiota se torna imprescindível. Sem a população de germes "bons" para bloquear e competir com os germes mais nocivos, as bactérias "más" acabariam por aumentar em número e nos fazer adoecer.

Imagine que as bactérias boas são capazes de se grudar na mucosa que forra o nosso intestino e ali formam um verdadeiro escudo de proteção. Mais ainda, elas são capazes de enviar mensagens para dentro das células, iniciando ou bloqueando processos de absorção de muitos dos nutrientes que estão dentro do tubo digestivo, passeando por ali, antes de serem despejados para fora com as fezes. Sem essas bactérias, há um prejuízo da absorção de vitaminas, pois a microbiota é responsável por modificar algumas delas tornando mais fácil a sua passagem pela parede intestinal e daí para a corrente sanguínea.

Existem, no entanto, algumas substâncias que são capazes de acabar com essa microbiota num piscar de olhos. Para que ela se reestabeleça adequadamente demora muito tempo. E durante esse tempo ficamos sem as defesas e sem absorver nutrientes importantes.

Vamos à lista de vilões: o primeiro sem dúvida são os antibióticos, que NUNCA devem ser tomados sem uma indicação muito precisa para seu uso. O segundo vilão mais frequente em uso são os anti-inflamatórios não hormonais, que é muito usado para qualquer dorzinha aqui ou acolá. Pense bem se vale a pena. Veja se um simples analgésico não poderia fazer o mesmo efeito.

Os bloqueadores de acidez gástrica também causam grandes estragos pois mudam o pH do estômago facilitando o crescimento de bactérias ruins em locais onde elas não deveriam estar, chegando ao intestino já em quantidades bem maiores do que seria esperado, causando inflamações e infecções graves.

Agora a bomba. Adoçantes artificiais são capazes de acabar com metade da microbiota em um único uso. Então, para os que sentem desconforto e gases, que tal parar com aquele chiclete sem açúcar e cheio de adoçante? Ou com as balinhas só para tirar o gosto ruim da boca? Sabe que isso se resolve tomando água?

Existe um número enorme de outras substâncias que entramos em contato e que danificam nossa microbiota, desde resíduos plásticos que se incorporam aos alimentos, conservantes e pesticidas. Então se você quer viver em paz com seus protetores da microbiota, procure comer o mínimo possível de comida pronta e ultraprocessada. Consuma alimentos com o mínimo de aditivos que conseguir. E se tiver que fazer uso de algum medicamento citado, trate logo de escolher alimentos que sejam capazes de ajudar a restabelecer o quanto antes a normalidade dessa microbiota.

Você tem excelentes formas de repor essas bactérias boas. Os alimentos fermentados como chucrute, kimchi (repolho fermentado apimentado coreano) e o missô (soja fermentada) são os melhores. Queijos são alimentos carregados de culturas de boas bactérias e vou colocar os melhores em ordem a seguir: queijo parmigiano reggiano (o verdadeiro e não o "tipo" parmigiano), gouda, camembert e depois todos os outros "mofados". A seguir vem os iogurtes, os de verdade por favor! Veja a lista de ingredientes: os componentes devem ser apenas o leite e as bactérias mais comuns do tipo *Lactobacillus*, que podem aparecer com o nome de fermento lácteo. Açúcares e caldas nem passe perto!!! Especialmente se você está se recuperando de algum problema de saúde. E para fechar com boas notícias: se você quiser repovoar sua microbiota pode comer pão! Desde que seja feito com fermentação natural e não tenha doces na composição.

Vamos às ressalvas. Estou falando de alimentos que podem ajudar a repovoar a microbiota, mas você precisa separar o que pode não ser tão interessante para você individualmente. Ao escolher os alimentos, preste atenção ao conteúdo de sódio se você for hipertenso, e de gorduras caso tenha problemas cardiovasculares. O mesmo se aplica ao pão, se você tem sensibilidade ao glúten.

Agora, depois de repovoar o seu interior com bactérias boas, está na hora de alimentá-las bem e os alimentos preferidos das bactérias receberam o nome de prebióticos.

Listinha de alimentos para deixar suas bactérias felizes: brócolis, couve-flor, couve, acelga chinesa, nabo, repolho, aspargo, rúcula, azeite de oliva extravirgem. Já pensou numa salada de rúcula com fatia de pão italiano e azeite? Sua microbiota fica feliz e você mais ainda! Grão-de-bico, lentilha, feijão preto, ervilha fresca, feijão branco, tomates, cogumelos, pêssego, cerejas, kiwi, manga, damascos, nozes, pão pumpernickel, romã, chocolate amargo, chás escuros, chá verde e vinho tinto. Tudo isso é maravilha para a microbiota.

Olhando essa lista dá para perceber que essa microbiota não é nada boba, não é?

Eu trato a minha com muitos mimos desses sempre que posso!

Além dessa lista VIP, existem os tubérculos como batata-doce e inhame, e outras frutas e folhas que têm fibras insolúveis e alimentam bem nossas bactérias. Pouco a pouco vou falando de mais alguns alimentos prebióticos excelentes.

Decifrando rótulos

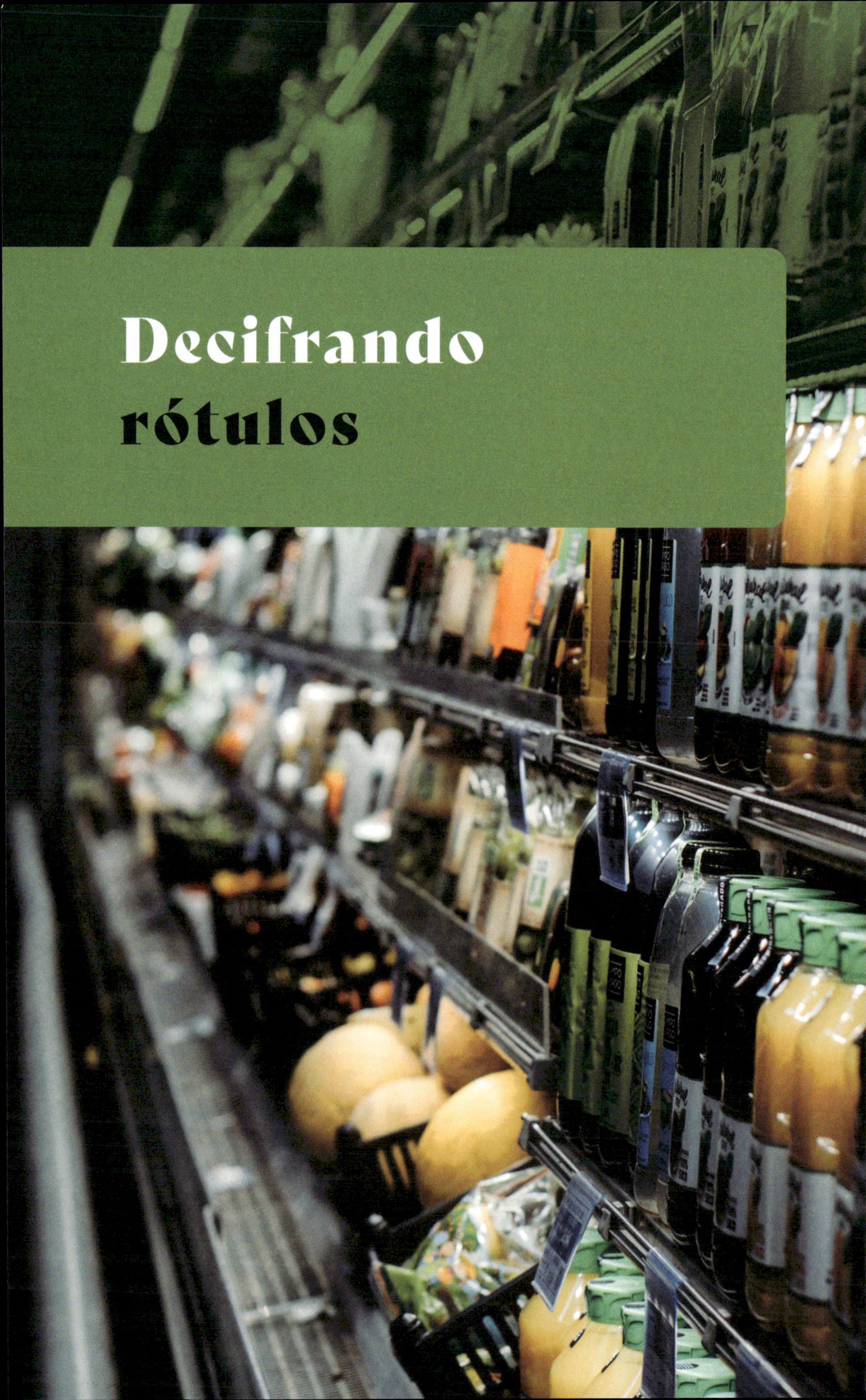

Os produtos alimentares devem cumprir normas de rotulagem. Existem dois itens que precisam constar na embalagem. Um deles é a tabela de informação nutricional, onde estão especificados os conteúdos de gorduras, carboidratos e proteínas, ou de algum outro item de relevância para o consumidor.

Veja o exemplo a seguir de um rótulo. Aqui a porção é de 60g, mas se a porção de outro produto semelhante for de tamanho diferente você vai ter que fazer contas até conseguir compará-los corretamente.

Informação Nutricional		
Porção de 60g (Fatia média)		
Quantidade por porção		%VD (*)
Valor Energético	175kcal = 735kJ	9%
Carboidratos	23,5g	7,8%
Proteínas	3,3 g	4,5%
Gorduras Totais	9,2g	16%
Gorduras Saturadas	0,6g	2,5%
Gorduras Trans	0g	0%
Fibra Alimentar	1,1g	4,5%
Sódio	96,6mg	4%
*Valores Diários de Referência com base em uma dieta de 2.000 kcal ou 8.400 kJ. Seus valores diários podem ser maiores ou menores dependendo de suas necessidades energéticas.		

Porém, o mais importante para a sua escolha é um outro tipo de informação que também deve constar da embalagem, contendo a lista dos ingredientes que compõem o produto, como por exemplo no rótulo abaixo.

> Ingredientes: Leite desnatado pasteurizado, creme de leite, fermento lático, cloreto de cálcio, cloreto de sódio, estabilizante carragena (INS 407) e conservador ácido sórbico (INS 200). **ALÉRGICOS: CONTÉM LEITE, NÃO CONTÉM GLÚTEN**

Esta é a lista de ingredientes de um produto que você deve sempre consultar. Os ingredientes são listados pela ordem de maior quantidade.

E o que dizer de rótulos bem camuflados, escritos em letras mínimas e de cor bem apagada? Pode ser mais difícil de se decifrar, mas quem precisa esconder é porque não está muito seguro de que você compraria o produto se soubesse o que está dentro dele.

Quero sugerir um aplicativo para celular que ajuda nessa tarefa de decifrar rótulos. Chama-se *Desrotulando* e você só precisa baixar e escanear o código de barras do produto ou colocar o nome. Aí você fica sabendo tudo o que está no produto.

O aplicativo ainda é recente e talvez você não encontre todos os produtos cadastrados, mas facilita bastante.

COMO EU FAÇO A MINHA COMPRA?

Nunca faço compras para grandes estoques, apenas se for de cereais e sementes ou castanhas, feijões, arroz, frutas secas, itens que compro direto de produtores e em maior quantidade, calculando um volume para dois meses no máximo.

Durante a semana compro ingredientes para o consumo mais próximo, na dependência do que será a minha agenda futura. No máximo para consumo em 15 dias. E não refaço a compra até terminar de consumir o que comprei. Como podem ver, me recuso a desperdiçar alimentos.

Para essa compra menor tenho umas pequenas regras.

Primeiro planejo grosseiramente uma lista. Deveria planejar um pouco mais, esse é um propósito que terei assim que terminar de escrever esse guia para vocês – até porque sou muito gulosa com frutas e acabo sempre trazendo um pouco mais do que planejei.

Se forem verduras, frutas ou demais vegetais ao natural, compro muita variedade e se possível orgânico.

Quanto aos demais itens, procuro ter uma lista prévia só do essencial ao preparo, do tipo azeite, vinagre, macarrão. Escolho bem e você vai saber como logo adiante. Minha porção de carnes, incluindo peixes e frutos do mar, é cada vez menor, só entra como uma exceção e em uma ou duas refeições por semana no máximo. Ovos só orgânicos.

Café e chá compro de marcas boas e sempre que encontro uso marcas orgânicas. Leites, faço vegetais em casa, a partir dos ingredientes que compro a granel. Queijos, darei as minhas dicas mais para a frente, e iogurtes precisam de muita pesquisa. Leio o rótulo sempre, ou só compro marcas que já conheço por ter lido o rótulo antes, sem cair na pegadinha das novidades. Essas, só lendo com muita atenção mesmo.

Produtos prontos como temperos, bolachas, patês, comida pronta, misturas para qualquer coisa, nem sei onde ficam...

Pronto! Nunca fiquei sem ter o que comer e nem passei fome!

Detalhe: pão só artesanal, nem sei o que existe mais nesse tipo de prateleira. É caro? Faça em casa, mas posso dizer que remédio é ainda mais caro do que o pão artesanal.

Orgânicos x não orgânicos

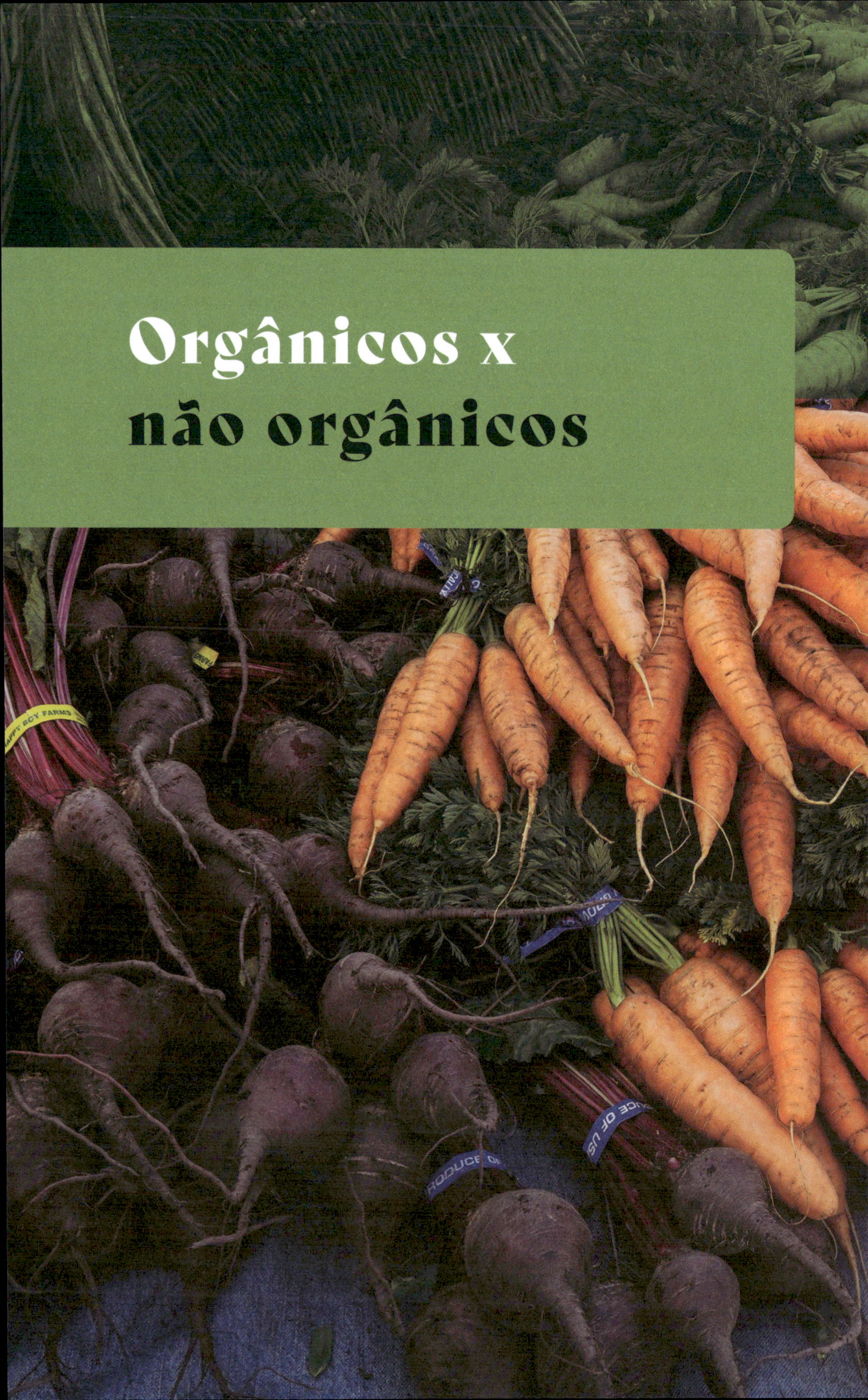

Produtores de alimentos produzidos de forma orgânica têm que respeitar muitas regras, passam por inspeções rigorosas para obterem o selo de certificação orgânica. As verduras e frutas dessa produção não devem receber pesticidas, não podem ter sementes geneticamente modificadas e, no caso dos animais, há uma restrição quanto ao uso de quaisquer produtos que promovam crescimento artificialmente como hormônios ou antibióticos.

Há vários quesitos a serem preenchidos para a certificação e razões de saúde muito fortes para indicar sempre o uso de orgânicos. Mas existe também a dificuldade prática para sua obtenção e a limitação das escolhas para quem vive em áreas distantes dos produtores, como é o caso dos grandes centros urbanos. E aí você não vai mais comer aquela fruta que você tanto gosta? Ou vai ter que abandonar a receita da família porque não existe o ingrediente orgânico?

Nada disso. A ideia é comer o máximo possível de comidas não processadas, em primeiro lugar. Sempre!!! Dentro das suas possibilidades de escolha, procure por orgânicos como a primeira opção e depois os não orgânicos, mas sempre comidas não processadas!

Sendo não orgânicos, você pode ter resíduos de pesticidas no alimento, mas o benefício de comer frutas, verduras e legumes sem conservantes e aditivos é muito superior ao dano causado pelas comidas processadas.

Nos alimentos de origem animal há que se ter um cuidado maior. Aves e ovos, nem dá para pensar em comer não orgânicos. Melhor não comer. Se tiver que optar por gastar mais comprando orgânico, estes são os itens que mais valem o gasto.

Carnes orgânicas, sempre que possível. Laticínios também, sempre que puder. Ou melhor ainda, reduza o consumo desses itens para poucas vezes por mês.

Questão polêmica sobre os peixes. Todo mundo sabe sobre os benefícios dos peixes, especialmente salmão e atum, em relação às gorduras boas. É verdade, mas como esses peixes são predadores,

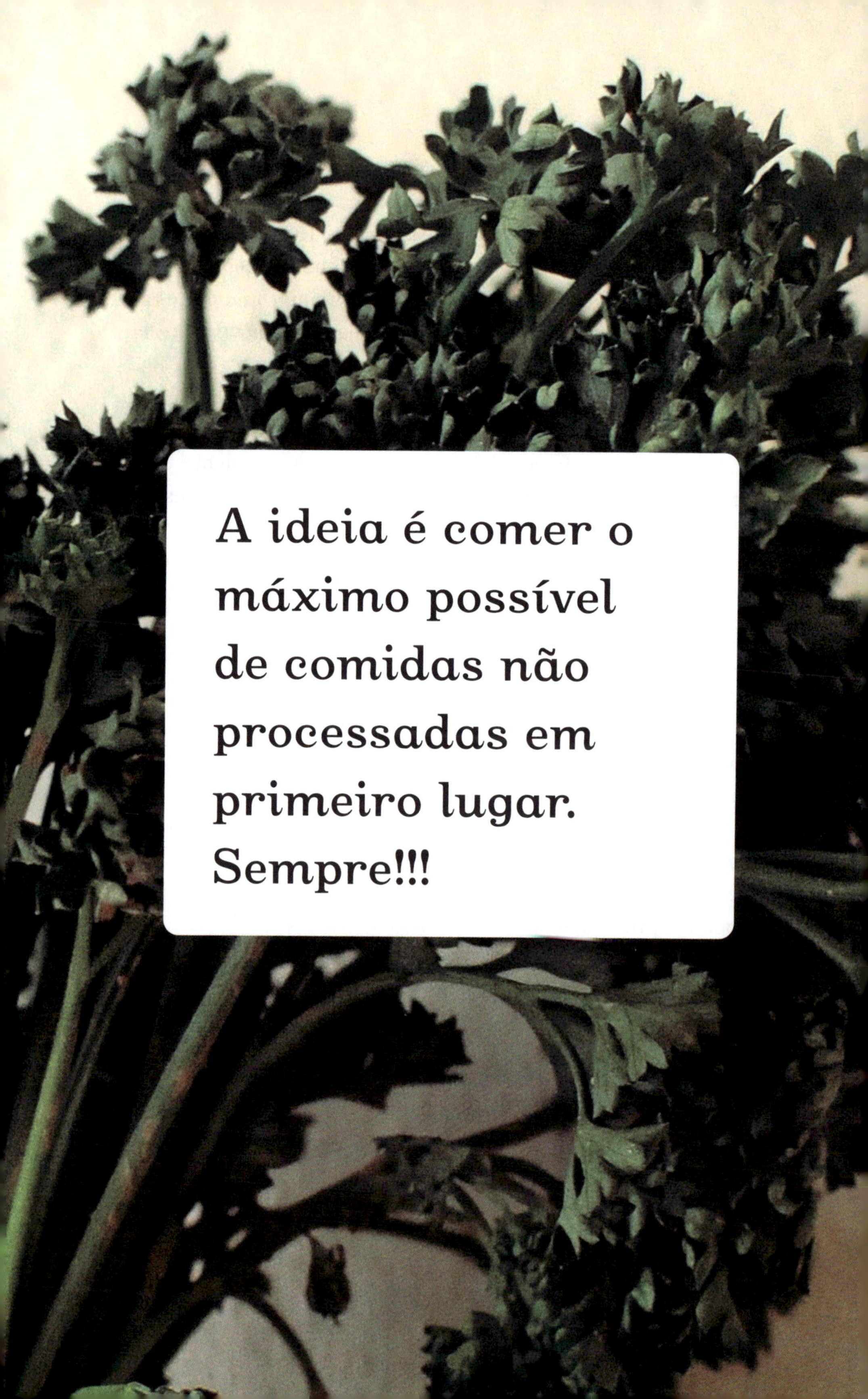

A ideia é comer o máximo possível de comidas não processadas em primeiro lugar. Sempre!!!

eles acabam por ter grandes quantidades de metais pesados em suas carnes, tornando-se mais perigosos do que benéficos. Explico com detalhes no capítulo de peixes. Mas maneire no consumo. Sou apaixonada por comida japonesa, mas reduzi o número de vezes que como, para não extrapolar os limites de ingestão de metais pesados como o mercúrio. Peixes criados em fazendas? Deixe para lá. Não vale a pena. No capítulo sobre peixes explico a razão desse aparente radicalismo.

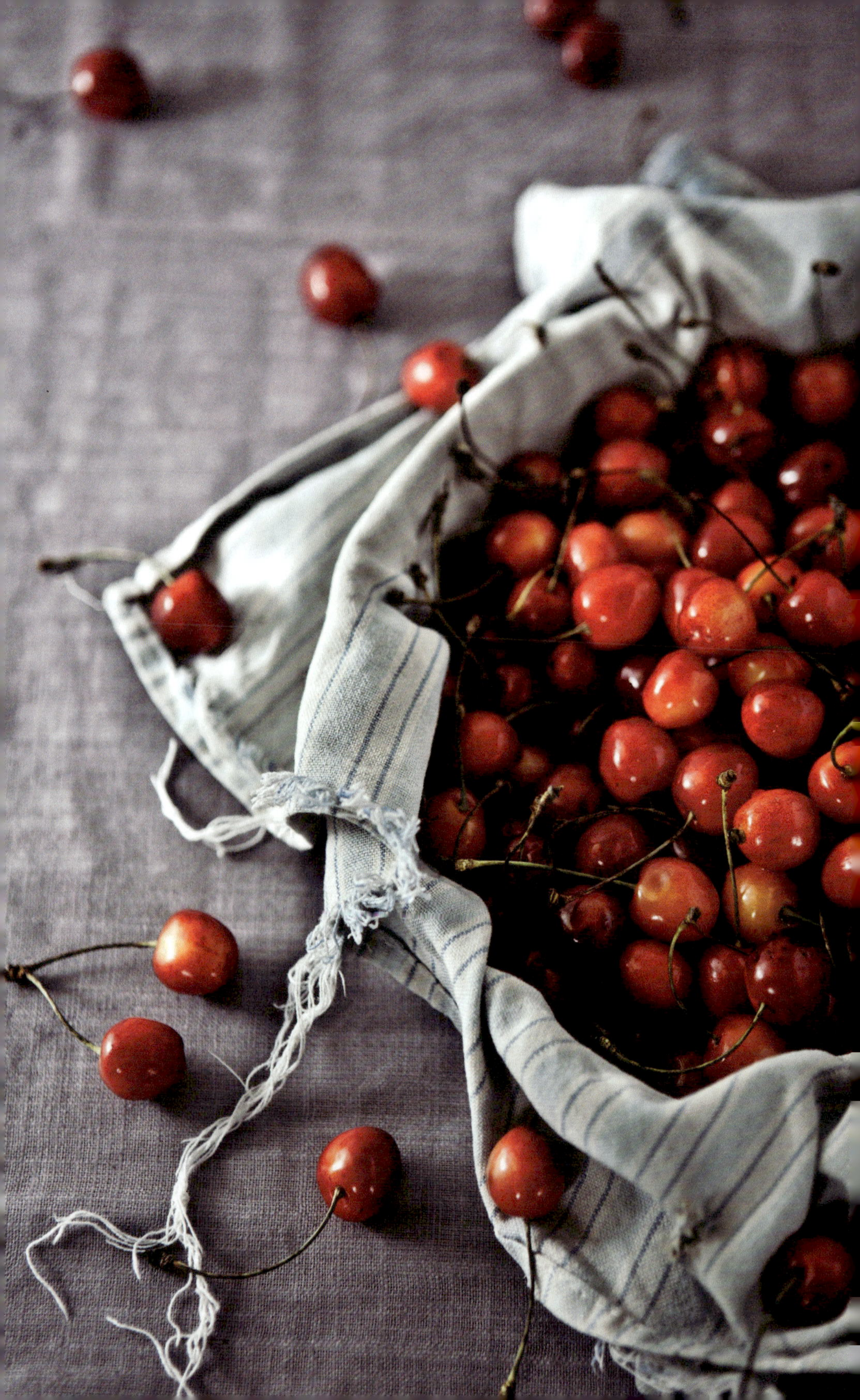

Guia dos alimentos

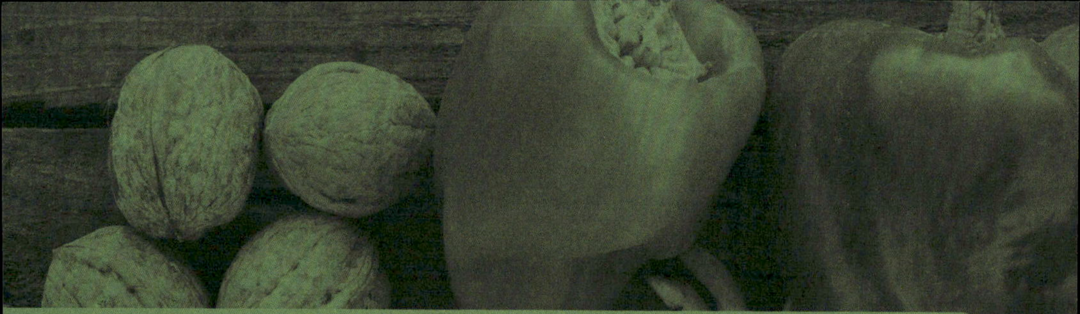

Alimentos de origem vegetal

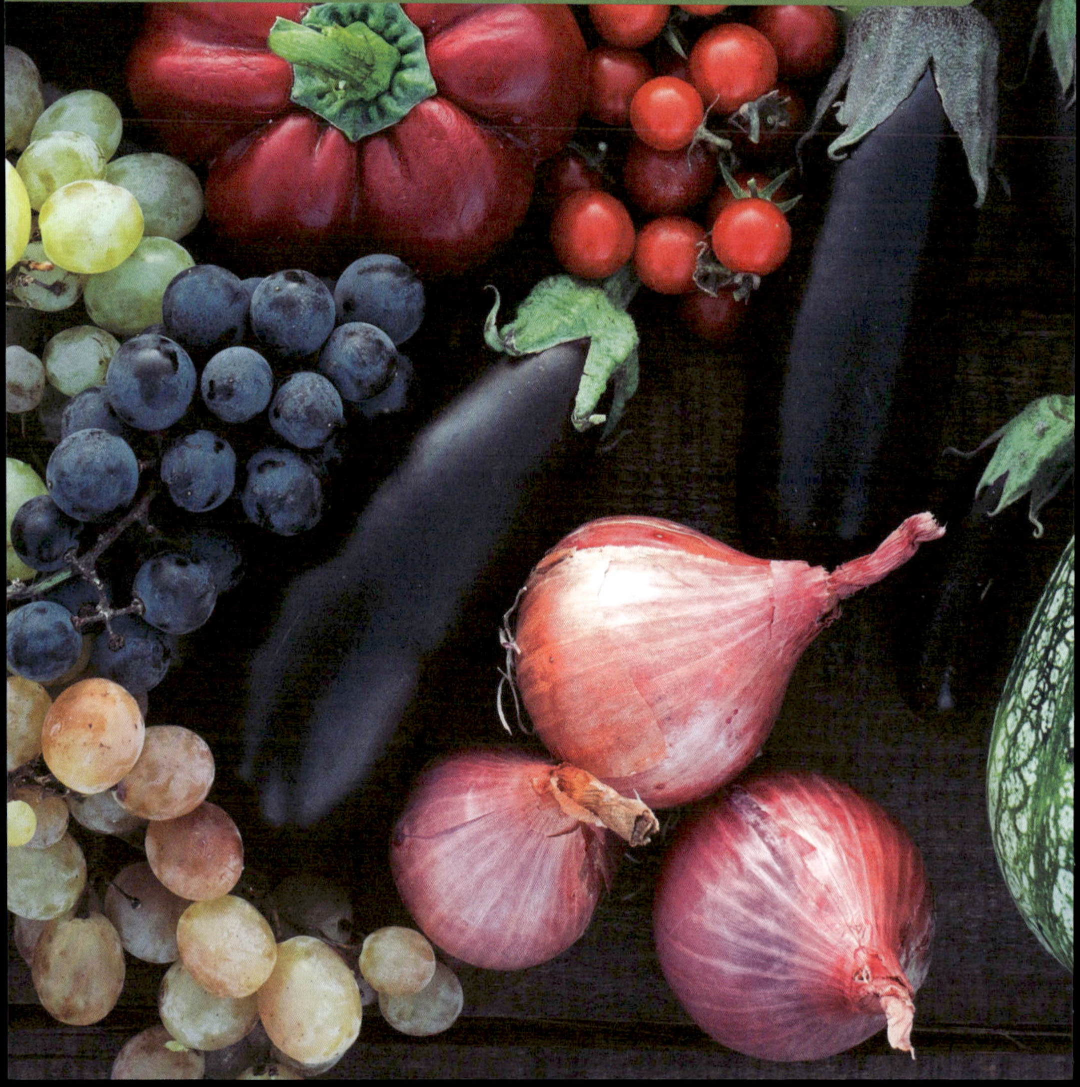

Os alimentos de origem vegetal são muito diversos e nutritivos. Naturalmente são livres de colesterol, todos eles! São excelentes como ponto de partida para criar uma refeição saudável e saborosa.

Os vegetais são repletos de vitaminas e de sais minerais. Todos têm grande quantidade de fibras, o que é muito bom. Você já viu anteriormente o papel das fibras como elemento precioso para alimentar sua microbiota — as bactérias boas do intestino — e também para não permitir a passagem do açúcar muito rapidamente para a corrente sanguínea.

Vegetais e frutas têm açúcares na sua composição, mas esses açúcares estão junto às fibras, por isso os vegetais são chamados de carboidratos complexos. Eles saciam e aumentam muito pouco a insulina, então não causam inflamação. Ao contrário, seus nutrientes são tão preciosos que melhoram a inflamação e revertem danos no DNA. São capazes de diminuírem as placas de colesterol das artérias e melhorar a condição de vasos, prevenindo infartos e derrames.

A seguir, vou relacionar as melhores propriedades de cada segmento alimentar dentro do reino vegetal, assim você pode fazer escolhas que agradem o seu paladar ao mesmo tempo que cuida da saúde. Não existe desculpa para não melhorar a sua qualidade de vida, pois como você vai perceber há um oceano de excelentes e saborosas opções.

Agora vamos descobrir os melhores nutrientes para você.

FRUTAS

São maravilhas da natureza, criadas para nosso puro deleite! E com sabor tão atrativo!

A razão das frutas serem tão atrativas é que estão cheias de fibras, vitaminas e antioxidantes. Então COMA FRUTAS À VONTADE! Procure variar o máximo possível a cada refeição e, no mínimo,

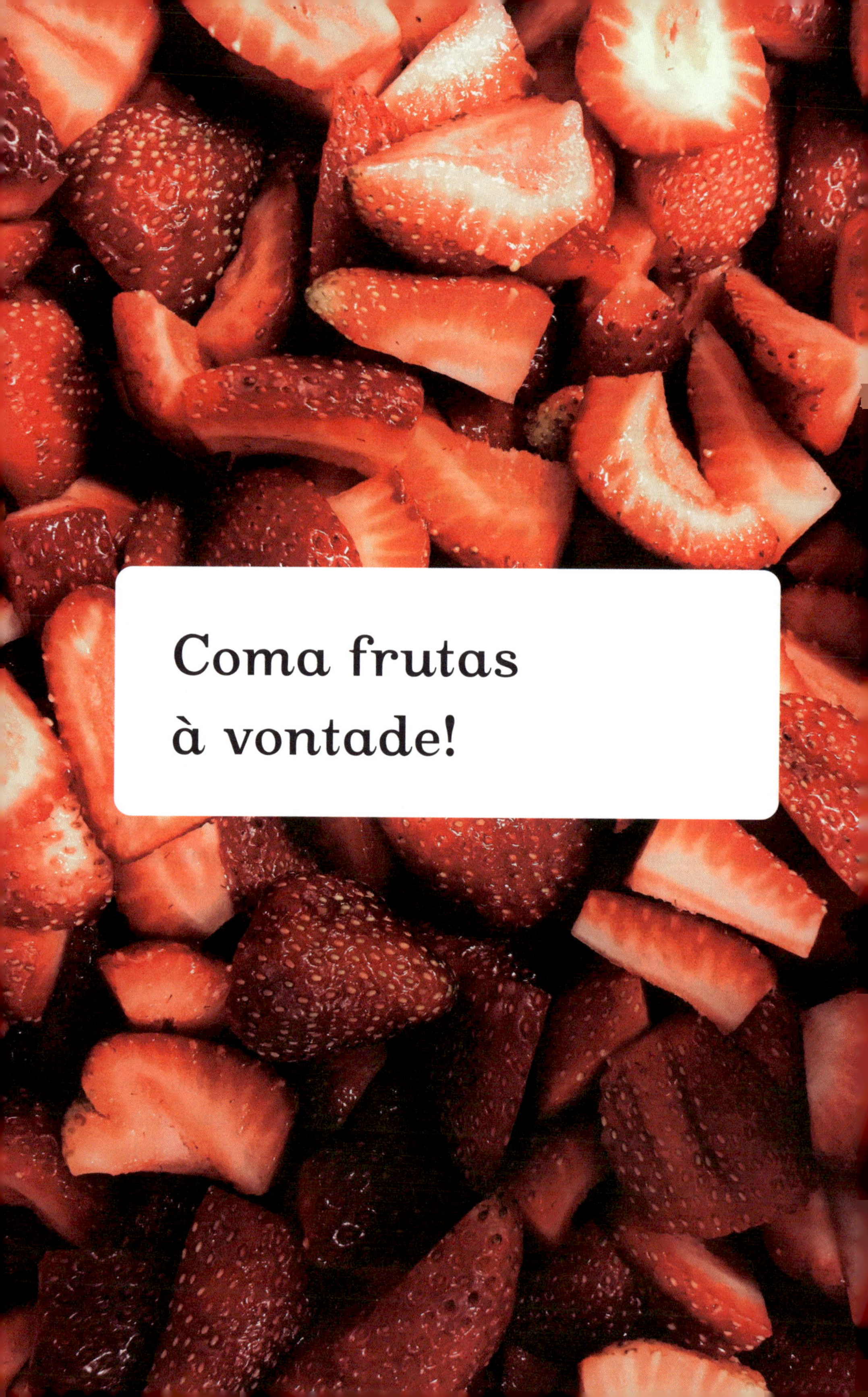

Coma frutas
à vontade!

coma 5 tipos diferentes de frutas por dia, para poder se beneficiar ao máximo de nutrientes que ajudam a proteger a saúde.

Já sei qual vai ser a sua pergunta: E a quantidade de açúcar? A frutose? Eu vou engordar!!!

NÃO VAI NÃO! Vai só ficar saudável!

As cores das frutas são bons guias para orientar a quantidade de antioxidantes que cada uma tem. Quanto mais coloridas, mais antioxidantes. Então as frutas vermelhas, morangos, uvas escuras e cerejas são as campeãs de antioxidantes e devem estar sempre presentes no seu dia a dia. Eu relacionei todas essas porque adoro, mas temos uma frutinha que é a maior fonte de antioxidantes que existe, o açaí. Antes que você pergunte, já vou falar que não pode ser aquele açaí misturado com algum xarope para deixar doce e fazer render para o fabricante. Estou falando do açaí mesmo ou da polpa congelada sem aditivos! Preste atenção nos ingredientes quando for comprar a polpa congelada. Se quiser saborear o açaí com outras frutas, certifique-se de que o preparo não terá adição de açúcar ou adoçante.

As frutas têm muitas fibras e por isso, mesmo as que contêm mais açúcares, não causam picos de liberação de insulina, que você já sabe que causa a maior inflamação. As fibras são importantes para criar uma "rede" dentro do intestino capaz de segurar o açúcar e só liberá-lo aos poucos para a corrente sanguínea. Isso causa sensação de saciedade por mais tempo e ainda aumenta o bolo fecal, melhorando a famosa obstipação intestinal, causadora dos divertículos e todas as suas consequências.

Quase todas as frutas têm grandes quantidades de vitaminas e de sais minerais necessários ao bom funcionamento do nosso metabolismo. A melhor parte é que a maneira como estas vitaminas estão arranjadas na estrutura da fruta permite que o corpo use as vitaminas e sais na sua totalidade e de uma forma bem fácil, como um arranjo de chave e fechadura, coisa que não acontece com os suplementos vitamínicos (no item suplementos explico isso um pouco melhor).

Existem famílias de frutas que são melhores em alguns quesitos do que outras, mas seja qual for a fruta que você escolher, será sempre melhor em termos de nutrição do que se comer algo processado.

Exemplos conhecidos e comprovados: o açaí e as frutas vermelhas são tão ricos em antioxidantes que melhoram até os danos causados ao DNA das células pelas agressões de outros químicos, sejam decorrentes de estresse ou doenças.

As frutas de cor laranja têm precursores de vitamina A, a vitamina que melhora a visão e impede a degeneração macular, doença que leva à perda da visão em idade mais avançada. Já as frutas cítricas estão carregadas de vitamina C, que entra nas reações de produção de colágeno, melhorando simplesmente todos os nossos tecidos, de cabelo e pele aos tendões e ligamentos.

A melancia e os tomates (lembre-se que tomate é fruta) têm reservas de licopeno, que também previne a degeneração macular.

E AS FRUTAS SECAS? SÃO SAUDÁVEIS?

Sim, podem ser muito interessantes para ofertar alguns nutrientes que chamamos de bioativos. Mas elas têm uma concentração de todos os seus nutrientes, inclusive açúcares, pela perda de água. Então cuidado se você precisa perder peso.

Bioativo é o nome dado a toda substância que interfere em processos do nosso corpo, modificando-os. Medicamentos podem ser bioativos. Alimentos têm muitos compostos que funcionam como bioativos, o melhor exemplo são as vitaminas.

Frutas secas como uva-passa, cereja, *cranberry* e mirtilo são boas fontes de um bioativo chamado ácido ursólico. Este composto estimula o crescimento de mais vasos sanguíneos para tecidos que estão se recuperando. Qual a importância disso? O ácido ursólico ajuda a melhorar a circulação em feridas facilitando a cicatrização ou ainda reparando um coração que sofreu um infarto.

Ao mesmo tempo, o ácido ursólico é capaz de bloquear o crescimento de vasos sanguíneos em lugares indevidos, como por exemplo no caso dos tumores. Nós produzimos células tumorais aos milhares todos os dias, mas elas são rapidamente reconhecidas pelo sistema imunológico, que as elimina. Os tumores só crescem se escaparem do sistema imunológico, quando ele não está bem equilibrado, e se estiverem sendo alimentados por vasos sanguíneos recém-formados. Os tumores produzem mensagens para os tecidos ao seu redor provocando o crescimento de vasos sanguíneos na sua direção. A importância do ácido ursólico é que ele bloqueia essas mensagens e com isso o tumor que está se formando perece. Que alívio! Será que convenci você a pôr mais frutas na sua dieta?

Você pode comer frutas secas com um pouco mais de cuidado se for diabético ou estiver pensando em diminuir seu peso. As frutas desidratadas perdem quase toda água o que as torna mais concentradas em quantidades de açúcares próprios da fruta. Ainda assim, são boas escolhas, mas preste atenção na hora de comprar para não escolher aquelas que são envoltas em mais açúcar ainda!

Provavelmente você já ouviu que comer uma maçã todos os dias mantém você longe de médicos (*an apple a day keeps the doctor away*). Saiba que a casca da maçã é uma excelente fonte de ácido ursólico e o hábito de secar as cascas das maçãs vem de longínquas épocas. As cascas secas são usadas como ingredientes de outros pratos, ou servem para beliscar de uma forma saudável. Lembre-se disso quando for assar alguma receita. Fatie maçãs e coloque para secar no forno bem baixo e faça petiscos deliciosos e nutritivos. Maçãs também possuem protetores — polifenóis — inibidores do crescimento de tumores de cólon, pulmão e bexiga. As variedades que têm mais polifenóis antiangiogênicos são a maçã verde e a vermelha do tipo argentina.

O hábito das nossas avós de aproveitar ao máximo cada alimento, como no caso da casca das maçãs, tinha o conhecimento intuitivo da importância da variedade de nutrientes na manutenção da saúde. Elas estavam certas...

Cranberries são um tipo de fruta vermelha que existe em climas mais frios que o nosso. São difíceis de serem encontradas por nossos lados, mas conseguimos ter acesso à versão desidratada, que mantém boa parte de sua capacidade antioxidante. Uma ação muito comentada é a de prevenir infecções urinárias de repetição. Mas vou explicar isso um pouco melhor para evitar confusões sobre o tratamento dessas infecções.

Nas *cranberries* existem componentes capazes de impedir que um tipo de bactéria bem comum em infecções urinárias fique aderido à parede da bexiga. Desta forma, a bactéria tem dificuldade de proliferar e provocar uma infecção. Mas atenção: a fruta não consegue tratar infecções já instaladas; ela é útil para pessoas que costumam ter infecções urinárias repetidas, porque ajuda a espaçar estes episódios sem auxílio de medicamentos. No entanto, é importante que você exclua outros motivos pelos quais as infecções são recorrentes e siga a orientação médica.

Há mais motivos para não deixar as *cranberries* de lado, pois elas têm documentada excelente ação anti-inflamatória em vasos sanguíneos e no estômago, sendo útil na recuperação de problemas cardiovasculares, de úlceras, gastrites e, muito importante, têm ativos anticancerígenos. Mas, por favor, não tomem o suco comercializado, ele é só água colorida com açúcar.

Uma única ressalva a ser feita é para as pessoas que tomam medicamentos anticoagulantes que precisam avisar seus médicos sobre o consumo regular de *cranberries*. Elas podem modificar a coagulação e pode ser necessário um ajuste de dose do remédio.

Vou listar algumas propriedades mais específicas de algumas frutas, dentro daquilo que já está documentado em estudos científicos.

Frutas com caroço único como pêssego, nectarina, damasco, ameixa, manga, cereja e lichia se mostraram capazes de inibir o crescimento de vasos sanguíneos que alimentam as células nos estágios iniciais dos tumores. Essas frutas são capazes de controlar danos causados na mucosa, o revestimento interno do nosso trato digestivo. Bom para quem tem refluxo e hérnia de hiato, pois pode minimizar a irritação causada pela acidez do suco gástrico que escapa do estômago para o esôfago. O constante dano da mucosa, causado por consumo de alimentos processados e medicamentos, é fator de risco para o aparecimento de tumores. A ingestão de duas dessas frutas de tamanho médio por dia diminui risco de câncer de esôfago e de pulmão em homens. Vale registrar que as ameixas aqui são as campeãs de conteúdo de substâncias protetoras.

Se você é atleta ou está iniciando treinos e sofre com a dor da recuperação muscular, pode ir atrás das cerejas e dos mirtilos, que até maratonistas usam para se recuperar mais rapidamente de dores musculares. Açaí também é excelente, mas sem xarope de qualquer coisa, tá? Em vez de xarope, use banana que adoça e dá consistência, e ainda ajuda a repor minerais como o potássio. Na falta dele aparecem as doloridas câimbras.

Já que falei de exercícios, em vez de beber aqueles isotônicos horrorosos, que são cheios de açúcar e corantes, saiba que comer melancia antes da atividade física reduz muito a dor muscular que aparece depois dos treinos. Coma melancia até duas horas antes do treino para não interferir em sua queima de gorduras durante o exercício.

Damascos podem inibir a formação de proteínas que se alojam no cérebro na doença de Alzheimer. Comer estas frutas frescas é melhor do que as desidratadas, mas mesmo estas ainda mantêm parte da luteína, que é a substância protetora.

As frutas vermelhas estão em todas! Possuem nutrientes capazes de reduzir danos de substâncias nocivas, diminuir a formação de vasos que ajudam tumores a crescer e ainda reparar o DNA. São frutinhas mágicas. Mirtilos previnem câncer de mama e morangos protegem de tumores em geral — mas compre orgânicos, tá?

Kiwis são repletos de vitamina C — isso é bem divulgado — mas comer 2 kiwis uma hora antes de dormir pode ajudar aqueles que têm insônia a ter uma noite mais sossegada.

O kiwi melhora os sintomas de quem tem colites e síndrome do intestino irritável. As cólicas se tornam menos frequentes e menos intensas. Bom não? Que tal comprar os kiwis amarelos que são menos azedos e ensinar as crianças a comê-los? Ou colocá-los na alimentação de idosos e de quem toma muitos antibióticos?

As frutas cítricas são coringas da alimentação e da saúde por conterem grandes doses de vitamina C. Ela é um antioxidante que participa em todos os processos de remoção de radicais livres. O que é isso?

Radicais livres são sobras de reações químicas que acontecem no funcionamento diário do nosso corpo e aumentam muito em qualquer tipo de estresse. Esses radicais precisam ser neutralizados pois quando ativos saem destruindo todos os tecidos e células que estão por perto. Como sou cirurgiã plástica, não posso deixar de dizer que radicais livres acabam com a qualidade da pele por interferirem diretamente na produção de colágeno e danificando irreversivelmente as fibras elásticas. Aí entram em ação o que se chama de antioxidantes, neutralizando essa fúria destruidora dos radicais livres. Então quanto mais você estiver em períodos de estresse, mais você deve consumir frutas.

Aliás, colágeno é formado com a utilização de muita vitamina C. Agora você entendeu que comer laranja pode ajudar bastante a não envelhecer e nem manchar a pele. Detalhe: a vitamina C é mais bem aproveitada e mais eficiente nessa tarefa de combater radicais livres quando você come a fruta ao natural. Senão puder comer a fruta, tome o suco feito na hora sem coar o bagaço.

Sabe aquela propaganda da vitamina C e cama para um resfriado? Ficaria ainda melhor se fosse um suco de laranja com gengibre, canela e cama! Sabedoria popular que foi emprestada para um *slogan* de medicamento.

E a banana? A banana é excelente sempre. Quando verde tem muitas fibras e pode até virar a biomassa de banana verde, que substitui farinhas em bolos, massas e panquecas. Quando mais madura, seu teor de açúcar aumenta um pouco e por isso ela dá muita energia para quem terá um dia longo ou vai treinar. O açúcar entre a grande quantidade de fibras passa devagar para a corrente sanguínea e garante energia por um bom tempo, sem o inconveniente de aumentar a liberação de insulina. Perfeito!

Cada tipo de banana tem peculiaridades culinárias e umas se prestam melhor para o cozimento do que outras. É um clássico da nossa culinária a banana-da-terra assada, mas não vá estragar a fruta empanando e fritando. Se a tentação for grande, faça a banana assada, passada numa fina camada de farinha de mandioca, que também é rica em fibras. Ou faça muitos chips de banana e guarde para comer quando quiser um lanchinho saudável.

Para mim, a banana nanica que amadureceu demais vai direto para o micro-ondas e vira uma sobremesa e tanto. Canela para os momentos de muita vontade de comer doce ou frutas vermelhas como complemento para comer com os olhos também!

A banana cozida vai muito bem no lugar do açúcar em bolos, panquecas doces e *porridges*, o mingau de aveia com toque inglês. Humm! Deu água na boca!

Poderia passar a vida falando sobre frutas, mas se você ainda não percebeu a mensagem é: não existe vida saudável sem frutas!

Se você ouvir que fruta engorda, troque mentalmente esta mensagem pela seguinte: o que engorda é comida processada! Fruta de verdade, fresca e comida com bagaço é um dos melhores remédios que a natureza criou, seja qual for a sua idade! Pode congelar e cozinhar também, que as frutas mantêm a essência da sua estrutura. Chega de perder alimentos nobres e comprar processados no lugar!

Outro mito corrente: abacate é muito gorduroso, vai fazer mal para quem tem colesterol alto.

Mentira deslavada! O abacate é um dos melhores alimentos existentes na natureza. Costumo dizer aos meus pacientes que abacate é remédio e tem que ser consumido todos os dias. Ele possui uma quantidade enorme de gorduras muito boas, mono e poli-insaturadas, daquelas que limpam todos os estragos inflamatórios,

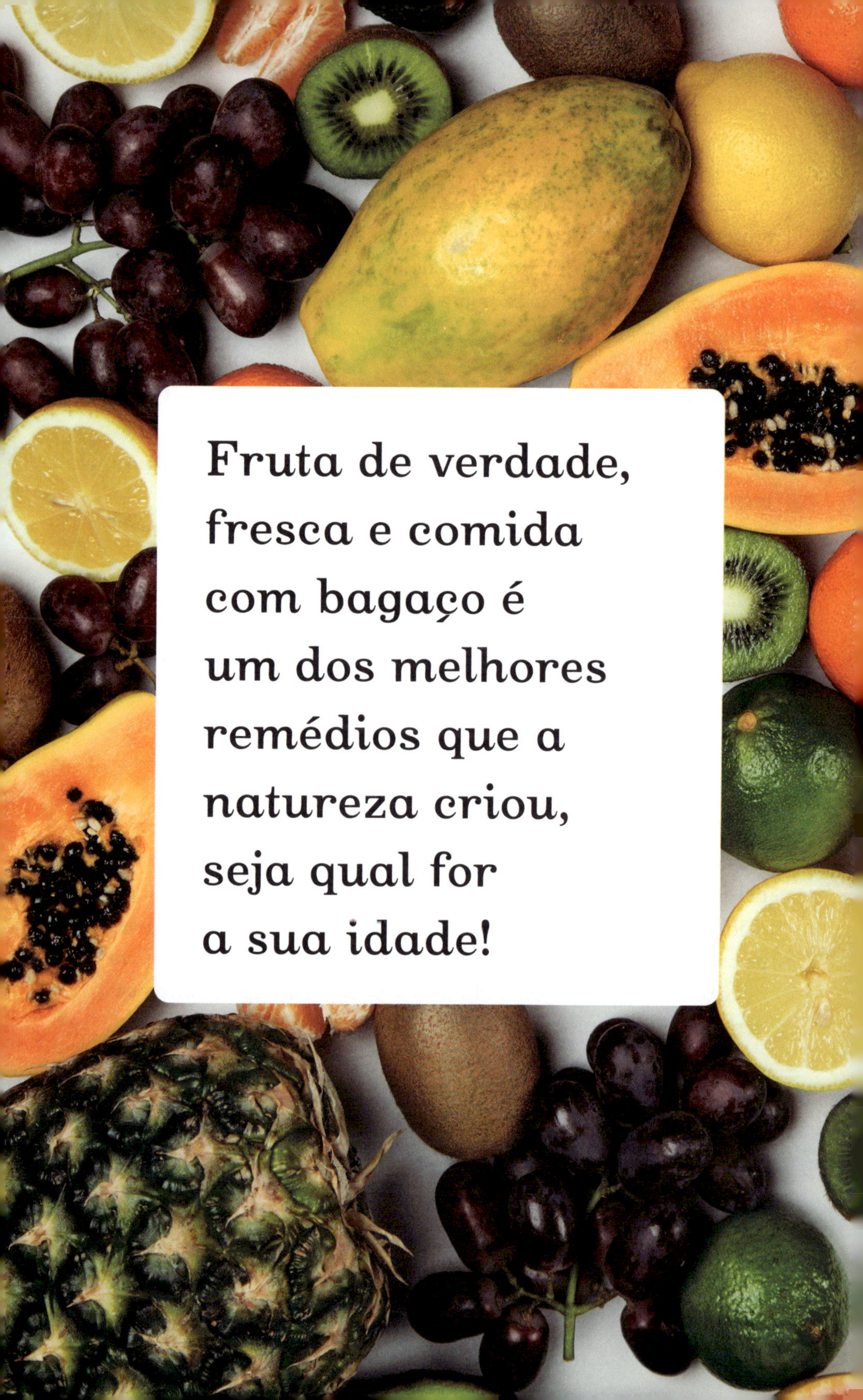

Fruta de verdade,
fresca e comida
com bagaço é
um dos melhores
remédios que a
natureza criou,
seja qual for
a sua idade!

recuperando a parte interna das artérias. Se eu tivesse que pensar em um remédio bom para quem está com o colesterol alto ou tem problemas de aterosclerose, este remédio seria o abacate. Ele ajuda a controlar o equilíbrio dos tipos de gordura no organismo. Eu como abacate todos os dias, como se estivesse tomando meu remédio milagroso!

Do ponto de vista culinário, o abacate pode substituir com muitas vantagens os ingredientes ultraprocessados no preparo de molhos para saladas, cremes, sobremesas, sem falar dos *smoothies* deliciosos. Estes podem ser preparados e levados para qualquer lugar. Não tem nada mais prático para quem tem poucas opções e/ou tempo para se alimentar. Pode ser usado também no lugar da maionese em sanduíches, *wraps* e saladas. Até cremes de chocolate do tipo Nutella se consegue fazer com abacate! Isto sem falar do delicioso guacamole, o abacate na versão salgada da cozinha mexicana. Não tem desculpa para não experimentar.

GRÃOS

Os grãos são os reservatórios naturais de proteínas e carboidratos complexos. Diferentemente dos alimentos de origem animal, as gorduras existentes nos grãos são poli-insaturadas, aquelas que melhoram os processos inflamatórios e não interferem nos níveis de colesterol. O que faz com que os grãos sejam uma excelente fonte de proteína, sem riscos associados ao consumo de gorduras saturadas e colesterol.

Atletas de elite, muitos deles em treinamento para os Jogos Olímpicos, têm hoje suas dietas baseadas em alimentos vegetais, ou *plant-based diet*, ao contrário do que acontecia há menos de uma década.

Os grãos têm proteínas de alto valor biológico, que, combinados entre si, são capazes de prover todos os aminoácidos essenciais para a nutrição humana.

Apenas para ajudar o entendimento, vou relembrar alguns conceitos. Aminoácidos são pequenas partes da proteína, que o corpo utiliza para construir os nossos tecidos e até mesmo o famoso colágeno. Quando escrevi sobre os tipos de componentes da nossa alimentação mencionei a existência de aminoácidos que o corpo não é capaz de produzir sozinho, mesmo quando recicla suas proteínas. O corpo reutiliza proteínas o tempo todo, transformando aquelas que já não são mais necessárias em outras com novas funções. Conto bem detalhadamente isso na primeira parte desse livro, no capítulo sobre proteínas.

Os aminoácidos que não conseguimos produzir são chamados de essenciais e devem ser obtidos com a alimentação. Alimentos que contêm proteínas com aminoácidos essenciais são de alto valor biológico.

Os grãos são as melhores fontes de proteínas com muitos aminoácidos essenciais e o grão-de-bico é o campeão em valor nutricional. Ele fornece todos os aminoácidos que precisamos e é por isso que os vegetarianos o consomem em larga escala. Lentilhas, feijões, quinoa, trigo sarraceno, soja e tantos outros grãos fazem parte de um grupo indispensável numa alimentação saudável.

Curiosidades sobre pratos que conhecemos de perto: o famoso arroz com feijão é uma dupla do nosso acervo culinário típico e que tem respaldo científico, pois o feijão tem quase todos os aminoácidos que precisamos. Aqueles que faltam são justamente os fornecidos pelo arroz. Nosso famoso prato de arroz-e-feijão acrescido de couve e laranja é uma das refeições mais completas.

Outra curiosidade é que a couve é rica em ferro e este é um mineral oxidante por natureza. A laranja ajuda a absorver o ferro existente na couve e ainda está cheia de antioxidantes para impedir que o ferro se perca. Assim o ferro é mais absorvido e utilizado onde é necessário, como na formação dos glóbulos vermelhos do sangue.

O feijão branco, tão rechaçado por ter um pouco mais de carboidratos, contém uma substância chamada faseolamina, base de

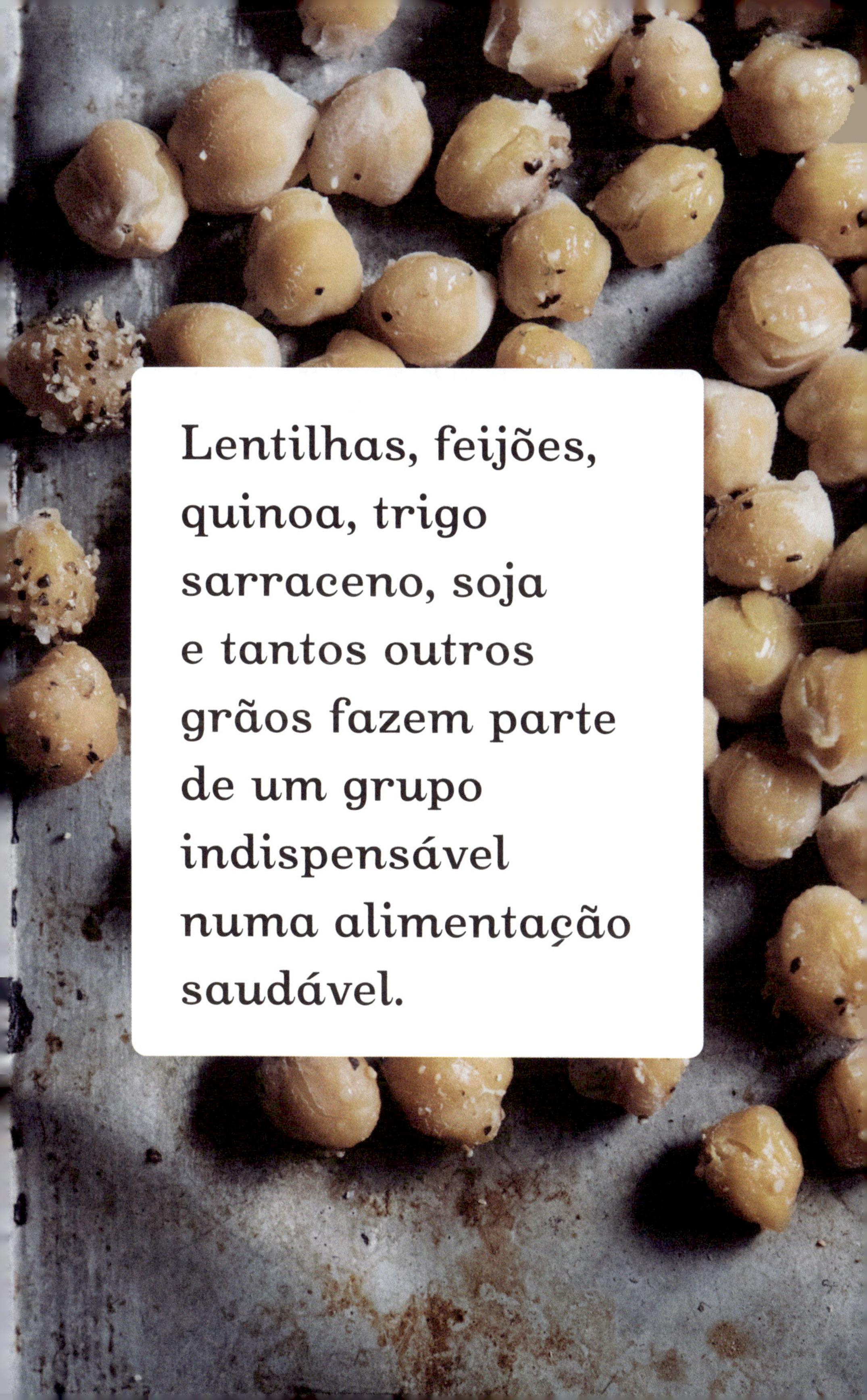

Lentilhas, feijões, quinoa, trigo sarraceno, soja e tantos outros grãos fazem parte de um grupo indispensável numa alimentação saudável.

vários medicamentos para diabetes. Esta substância consegue diminuir a resistência à insulina dos pacientes com diabetes tipo 2.

Muitos equívocos surgem quando se analisa apenas carboidratos, gorduras e proteínas sem atentar ao tipo de cada um e suas propriedades. Na natureza, os nutrientes mais importantes estão combinados dentro dos alimentos de uma forma precisa, que facilita a absorção da maneira em que são necessários no nosso corpo. No momento em que se extrai esses nutrientes e se coloca em uma pílula, muito do valor original é perdido. Por isso as propagandas enfatizam tanto a alta concentração dos suplementos, pois fora do arranjo da natureza são necessárias altas doses para alcançar os mesmos efeitos. Mas isto pode levar a resultados opostos ao esperado e ainda causar danos ao organismo.

A riqueza nutricional dos grãos é ainda maior. Eles têm quantidades significativas de minerais necessários à manutenção da saúde, como por exemplo a saúde dos ossos e de funções como transmissão nervosa, equilíbrio da ação de hormônios, além de proporcionarem maior sensação de saciedade pelo seu alto teor de fibras. São ricos em cálcio, fósforo, ferro, potássio, zinco e muitas vitaminas.

Grupos populacionais que atingem mais de cem anos de idade sem doenças, as chamadas populações centenárias, ou *Blue Zones*, tem uma dieta praticamente à base de grãos, sementes, verduras e frutas, que é também a base da dieta Mediterrânea.

Um esclarecimento sobre a soja, que foi por muito tempo abandonada devido a um conceito científico erroneamente interpretado.

Nos anos 1970, quando se começou a estudar as propriedades nutricionais da soja, verificou-se que ela possuía um fitoestrógeno, ou seja, um composto que era muito semelhante ao hormônio feminino e que até se encaixava nos receptores desses hormônios, simulando alguns de seus efeitos.

Houve um receio generalizado de que esse efeito pudesse ter consequências graves para pacientes que tivessem restrições ao uso de hormônios, como as pacientes predispostas ou com câncer de mama ativo e também na indução de alterações da função sexual dos meninos. Assim, a soja passou a ser usada majoritariamente como ração para animais e houve uma redução do seu consumo direto, mantido apenas para extração de óleo, usado na fabricação de alimentos.

No entanto, duas décadas depois, com o aprofundar dos estudos, verificou-se que na verdade a ação da soja é protetora em relação ao câncer de mama. Como assim? O fitoestrógeno é semelhante ao estrógeno humano, mas não consegue exercer todas as suas funções. Ele é capaz de se unir ao receptor do hormônio diminuindo alguns dos sintomas da menopausa e equilibrando outras funções de incremento no metabolismo, mas não induz outras reações capazes de desencadear a proliferação de células tumorais.

Na verdade, o fato do fitoestrógeno ocupar parte dos receptores hormonais mostrou um efeito protetor importante na redução do risco de desenvolvimento ou de recidiva de tumores de mama e ovário em mulheres com genes de predisposição para tal.

Atualmente, a ciência já reabilitou a soja. E quanto aos efeitos em meninos e homens adultos, não há nenhuma interação dos fitoestrógenos com o desencadeamento de ações hormonais. O único ponto a ser considerado é que a maior parte da produção de soja do planeta é geneticamente modificada para resistir ao uso de pesticidas, as famosas sementes transgênicas. Como esta soja é resistente, os grandes produtores usam pesticidas em larga escala, que são responsáveis por graves danos ao nosso equilíbrio hormonal, o que se chama de disruptura hormonal. Efeitos negativos, como o aparecimento de gorduras localizadas e estrias no corpo dos meninos, estão fortemente relacionados ao consumo de carnes contendo teores elevados de antibióticos e grãos tratados com pesticidas. Na indústria alimentícia é praticamente impossível você encontrar um produto ultraprocessado sem que ele contenha alguma forma de semente transgênica.

VOU FALAR AQUI DA AVEIA, MINHA QUERIDINHA!

Como cirurgiã plástica, sempre soube da enorme capacidade calmante de componentes extraídos da aveia em uma pele muito irritada. Depois fui pesquisando e encontrei usos para o leite da aveia. O leite nada mais é do que aquele produto branco que se desprende da aveia quando você a deixa um pouco de molho. Antes de virar moda o consumo de leite de aveia como substituto do leite comum, ele era usado para acalmar queimaduras, irritações e até tratar assaduras de bebê de uma forma mais simples. E não faltam receitas de esfoliantes para a pele feitos com os flocos da aveia.

Mas só quando comecei a estudar os alimentos é que descobri que a aveia tem fibras solúveis em sua composição. O que vem a ser isso? Fibras solúveis são aquelas que absorvem muita água e são parcialmente quebradas pela digestão e pela turminha de bactérias boas que nos habitam. As fibras solúveis são um bom alimento para essas bactérias. Como resultado, elas aumentam em número melhorando nossas defesas e ainda regularizam o funcionamento do intestino. É o que se chama de alimento prebiótico.

Seus benefícios não param por aí. As fibras que compõem a aveia são capazes de absorver uma grande quantidade do colesterol que compõe os sais biliares. Eles acabam sendo absorvidos para dentro da aveia e eliminados pelas fezes. Resultado: diminuição dos níveis de colesterol reabsorvido no intestino e maior proteção contra doenças vasculares e do coração.

Grãos na dieta são essenciais, saborosos e saciam a fome! Ajudam a viver mais e melhor. Sempre que possível procure os orgânicos, especialmente se for utilizar soja e trigo.

Não vou falar do trigo aqui. A explicação completa está no capítulo de pães.

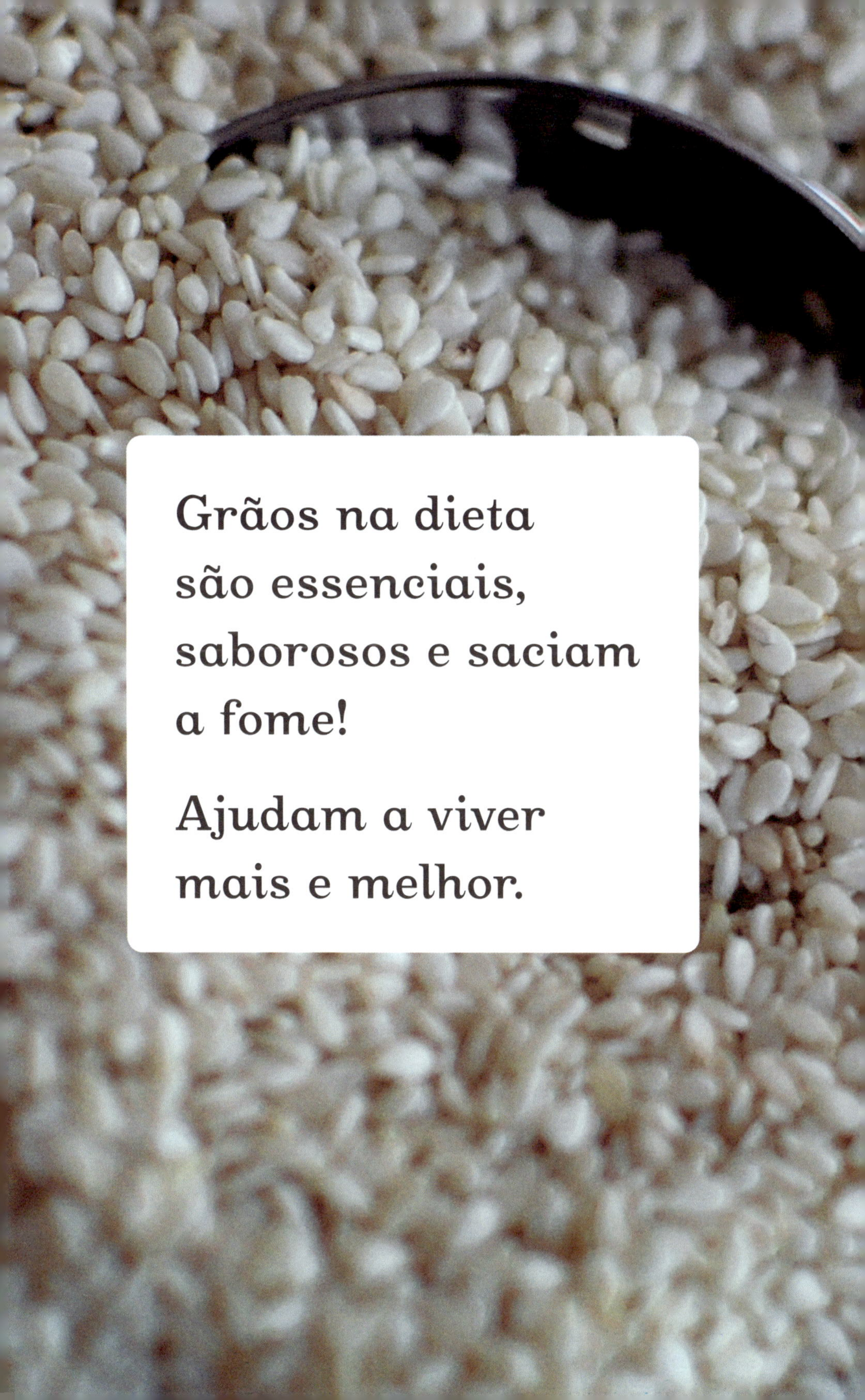

Grãos na dieta
são essenciais,
saborosos e saciam
a fome!

Ajudam a viver
mais e melhor.

DICAS ESPECIAIS PARA QUEM NÃO CONSEGUE COMER GRÃOS

Os grãos em si não causam os gases e a má digestão, como muitas pessoas se queixam. Isso é a consequência da alimentação inadequada. A alimentação com produtos ultraprocessados causa um grau constante de inflamação no intestino. As bactérias boas podem estar muito reduzidas, além da mucosa apresentar danos pela inflamação. A intolerância aos grãos pode acontecer por causa disso. Como se sai desse circuito vicioso?

Vou propor uma estratégia mais simples para você reverter essa espiral, porém se estiver com sintomas mais intensos, procure ajuda médica para descartar problemas mais graves e um nutricionista com foco na reabilitação dietética.

Há uma ressalva em relação ao consumo de grãos. Se você está na vigência de um processo de intolerância e/ou se tratando de doenças autoimunes é preciso um pouco de cuidado com o consumo de grãos. Eles têm oxalatos e fitatos, que são substâncias de digestão mais trabalhosa para quem está com muitos sintomas.

Os grãos têm lectinas em quantidades variáveis, que são proteínas que protegem as sementes. Apesar de recentemente estas proteínas mostrarem um papel promissor no desenvolvimento de remédios para a área de oncologia, elas também podem dificultar a digestão. Para as pessoas que já estão mais sensíveis, as lectinas podem acentuar a inflamação no intestino delgado, tornando-o mais permeável à passagem de bactérias e outras substâncias indevidas.

Então o primeiro passo é retirar todos os ultraprocessados da dieta e esperar até que haja uma melhora do processo. Nessa fase, as opções de vegetais precisam se reduzir a legumes cozidos, frutas, arroz branco, castanhas e verduras de folhas que não causem desconforto.

A sequência de recuperação é começar a se alimentar de forma a melhorar a inflamação e restaurar a sua microbiota e só depois começar a incluir os grãos.

Quando for reintroduzi-los na dieta sempre inicie pelo arroz, depois lentilhas, trigo sarraceno (que não é trigo), e então vá acrescentando devagar aqueles que você sentir que são mais fáceis de digerir. Vá aos poucos e devagar. Vou propor um esquema simples que pode ajudar a recompor sua boa saúde intestinal.

Primeiro tire comidas processadas, açúcares e farinhas refinadas por 3 semanas. Se for preciso, fique mesmo com poucas opções de amêndoas e castanhas, algumas frutas como abacate, maçãs, ameixas e mamão. Nessa fase, coma verduras como espinafre, couve-flor ou brócolis, e muitos legumes cozidos como cenoura, beterraba, mandioquinha, abóbora e inhame. Você vai dizer que isso é comida de doente, mas você está doente, só não se deu conta disso ainda.

São três semanas para refazer todo o revestimento do intestino e cessar a inflamação. Evite laticínios e tudo aquilo que você perceba que causa desconforto. Mantenha carnes magras cozidas, peixes e ovos, em pequenas quantidades, se quiser.

Você precisa melhorar bem sua sensibilidade e só depois voltar a incorporar os grãos pouco a pouco.

Os grãos devem ser sempre cozidos em panela de pressão, que ajuda a quebrar essas lectinas mais difíceis de digerir. Deixe-os de molho antes de cozinhar por no mínimo 12 horas e depois troque a água. Isso facilita o processo de digestão, acaba com os gases e distensão do abdome.

Se você estiver querendo emagrecer, lembre-se de que é preciso estar saudável antes de pensar em dietas para resolver excesso de peso. Você pode até duvidar, mas assim que estiver com seu corpo nutrido e saudável, ele não terá mais razão para reter excessos e você vai emagrecer sem passar fome. Então não se preocupe com o excesso de peso, caso haja, nesse momento.

Arroz branco é um bom alimento por ser um carboidrato de fácil digestão e está liberado nessa fase, desde que combinado com verduras e outros legumes para adequar nutrientes. Se você tem resistência à insulina ou se está prestes a se tornar diabético, faça o arroz como os japoneses. Acrescente vinagre de arroz ou de maçã ao preparo. Este detalhe diminui a quantidade de insulina liberada pela digestão do arroz.

A aveia costuma ser uma opção bem tolerada. Use os grãos inteiros e não os cereais prontos. Use a aveia apenas prensada, em flocos grandes ou o farelo de aveia. Depois passe a usar lentilhas, trigo sarraceno e feijão azuki. Eles têm um teor menor de substâncias difíceis de digerir.

A seguir vá acrescentando à sua dieta um grão novo a cada semana. Experimente quantidades pequenas, assim você vai sentindo como o seu corpo aceita este novo alimento. Depois passe para os feijões e grão-de-bico. Deixe a quinoa, soja e trigo mais para frente.

SEMENTES E CASTANHAS

As sementes oleaginosas, as famosas castanhas, são preciosidades naturais. São deliciosas e servem para muitas finalidades culinárias. O melhor é que contêm ácidos graxos poli-insaturados em grandes quantidades e vitaminas. Lembra dos ômega 3 e 6? Aqui estão as fontes!

Os ácidos graxos do tipo ômega 3 e 6 ficaram conhecidos pela descoberta de sua ação altamente anti-inflamatória relacionada às doenças cardiovasculares, causa número um de mortes no mundo. Os ácidos graxos mais famosos são os ômega 3, 6 e 9 e é provável que você correlacione esses compostos ao consumo de peixes e óleos derivados. Mas as sementes têm grandes quantidades desses nutrientes, além de proteínas, vitaminas e fibras.

Seu uso pode ser um grande coringa na hora de aumentar a ingestão de gorduras boas sem ter que recorrer a suplementos ou a produtos de origem animal. Como conseguem modular o processo inflamatório, estão especialmente indicadas para quem sofre de doenças cardiovasculares.

As sementes oleaginosas não têm colesterol e suas gorduras ajudam a recuperar a área de inflamação no interior dos vasos, minimizando as chances de aterosclerose, responsável pelo bloqueio da circulação.

Para quem sofre com dermatites, principalmente aquelas em consequência de doenças autoimunes como psoríase e dermatite atópica, pode ter alívio das crises e diminuição da intensidade da inflamação pelo consumo regular de nozes.

O pistache é um grande aliado na prevenção de doenças neurológicas degenerativas como Parkinson e Alzheimer e seu uso deve ser incentivado entre pessoas com propensão à perda cognitiva. Possui alto teor de gorduras boas e entre as sementes oleaginosas é a que contém maior quantidade de proteínas e menor quantidade de gorduras totais. Pode ser uma boa escolha para quem busca boa nutrição e precisa perder peso.

Possui também níveis altos de carotenóides, fitoesteróis, vitamina K e minerais como cobre, magnésio e ferro, além de outras vitaminas, o que o torna um alimento com grande potencial antioxidante e anti-inflamatório. Ele pode ser usado para diversas condições, como problemas cardiovasculares, artrites e doenças reumatológicas. Estas últimas afetam vasos sanguíneos e produzem inflamação, causando dor e degeneração das articulações. O pistache é o tipo de alimento que vale quanto pesa e certamente contribui para a melhora da saúde em geral.

A castanha de caju é um aliado na cozinha para substituição de laticínios gordurosos como o creme de leite. Sua versão mais consumida e que lhe trouxe má fama é aquela torrada e salgada, que deve ser evitada pelo alto teor de sódio. Quando consumida sem o sal, só tem um inconveniente: é bem difícil se contentar com um punhado e eu confesso que preciso controlar bem a porção para não passar muito de qualquer limite!

A castanha de caju sem torrar, batida com um pouco de água filtrada, torna-se um creme delicioso, que já estou viciada em colocar no meu café! Este creme substitui o creme de leite para aqueles que querem retirar laticínios na dieta, em receitas doces e salgadas. Dá até para criar uma pasta para antepastos bem saborosos, além do leite de castanhas.

Muitas pessoas têm procurado os leites vegetais como alternativa aos laticínios. A castanha de caju, o coco e a amêndoa têm sido os mais utilizados. Versões industrializadas desses leites estão presentes nas prateleiras de alimentos saudáveis. É preciso atenção aqui. O leite vegetal pode ser interessante na substituição do leite animal para intolerantes à lactose e para os veganos, mas seu conteúdo de açúcar precisa ser cuidadosamente observado no rótulo.

Sempre que possível faça o leite vegetal em casa. O processo é muito simples e você pode até acrescentar sabores que lhe agradem, criando a sua versão pessoal. Podem ser conservados em geladeira por 3 a 4 dias. Fuja dos processados sempre que puder!

Sementes de girassol, abóbora e chia são grandes aliadas e têm altos índices de gorduras boa. Só tenha cuidado caso você seja portador de doença inflamatória intestinal. Observe que as sementes de abóbora devem ser consumidas descascadas e cruas. Nada daquelas salgadas, tá?

A chia pode ser utilizada em diversos tipos de preparos na sua forma seca. Quando hidratada, torna-se gelatinosa e é ótima para fazer cremes e pudins, misturando-a com pó de cacau ou frutas. A chia é muito mais nutritiva e saborosa do que produtos comercializados como sobremesas. Além, é claro, de não ter toneladas de açúcares e aditivos.

E agora você vai conhecer um pouco das duas maiores fontes vegetais de ômega 3: a linhaça e o gergelim.

A semente da linhaça contém no seu interior enorme quantidade de ômega 3. Porém as sementes têm uma proteção que não é digerida pelo nosso corpo. Para aproveitar todos os seus benefícios é preciso quebrar esta proteção, mastigando as sementes, ou, ainda melhor, consumi-las trituradas como "farinha", liberando a polpa que contém os óleos preciosos.

O óleo de linhaça, extraído do interior das sementes, é outra forma de consumo, desde que o processo de extração tenha sido a frio e sem uso de qualquer aditivo. Esse tipo de extração do óleo resulta em pequenas quantidades de produto, o que encarece, além de haver significativa perda de outros nutrientes pelo simples fato da remoção das fibras.

O gergelim pode ser consumido como grão ou ainda na forma de tahine, um delicioso ingrediente para molhos e acompanhamentos, típico de pratos do Oriente Médio. Eu adoro colocar tahine para aumentar o sabor daqueles pratos feitos na correria com restos de geladeira. E já o testei até para dar um toque diferente em cereais no café da manhã. Surpreendente como fica saboroso.

As sementes têm mais benefícios ainda. Linhaça, girassol, gergelim, abóbora e chia são ricas em lignanas. Uma dessas lignanas estimula a angiogênese após infarto, ou traduzindo, cria nova circulação no local do infarto, facilitando a recuperação do músculo cardíaco.

Apesar do amendoim ser um legume e não uma semente, vou mencioná-lo aqui porque muitas pessoas ligam o amendoim às castanhas pelo seu teor de gorduras. Amendoins foram comprovadamente associados à diminuição do risco cardíaco. Têm um benefício adicional para mulheres: o de aliviar os sintomas da doença fibrocística da mama — mais conhecida como displasia mamária.

Em relação aos itens deste capítulo, se você tiver algum tipo de alergia, desconforto, restrição médica ou doença do intestino, por favor consulte um nutricionista para saber como melhor atender às suas necessidades.

VERDURAS

Se você quer ser realmente saudável não dá para não comer verduras.

As verduras de folhas verde-escuro como couve, espinafre e rúcula estão carregadas de vitaminas e minerais essenciais para o

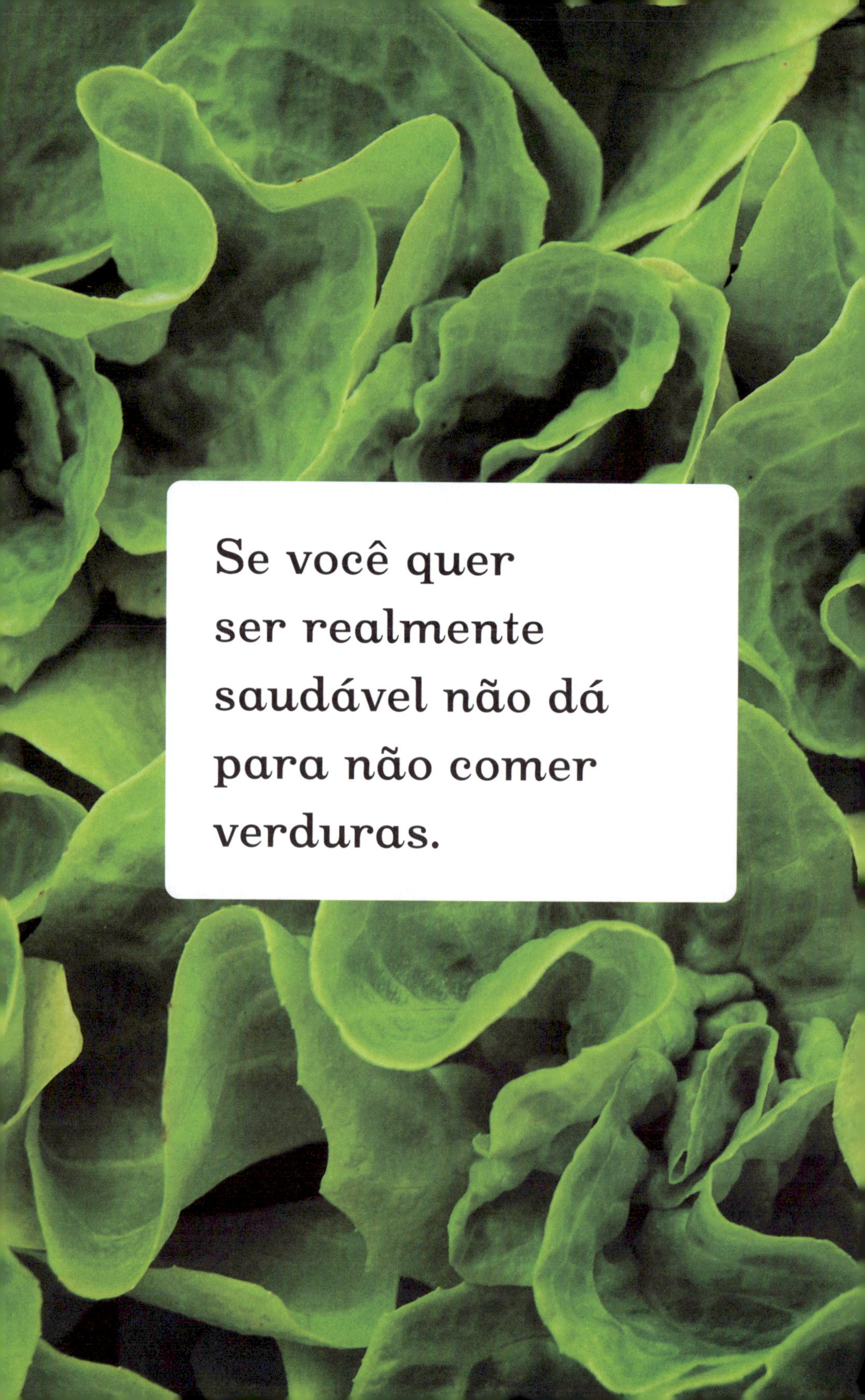

Se você quer ser realmente saudável não dá para não comer verduras.

funcionamento de diversas reações metabólicas e são os verdadeiros "suplementos alimentares".

Sua composição cheia de fibras proporciona a maior diversidade de nutrientes com efeitos prebióticos — explico isso mais adiante. A natureza se incumbiu de arranjar estes nutrientes dentro das folhas de forma a otimizar a sua absorção pelo intestino.

As verduras estão carregadas de minerais indispensáveis à incorporação de cálcio nos ossos, à contração muscular e muitas reações necessárias para o completo funcionamento hormonal. Pele, olhos, cabelos e unhas saudáveis não existem sem a adição de verduras à dieta. E, para quem está pensando em suplementos de vitaminas, já está provado que eles não têm o mesmo tipo de efeito!

As verduras chamadas de crucíferas, que são brócolis, couve-flor, couve, agrião, repolho, couve-de-bruxelas, nabo, rabanete, acelga, espinafre e outras menos conhecidas, têm sido largamente estudadas por possuírem substâncias capazes de impedir o crescimento de células tumorais. Seus efeitos antioxidantes são potentes e podem proteger o DNA de danos e até, em algum grau, reverter danos já instalados. Não é preciso dizer que há um grande número de estudos científicos correlacionando as implicações da dieta com verduras numa diminuição do risco e da gravidade de vários tumores.

Uma particularidade do consumo de brócolis e todos os crucíferos é a ativação do sulforano – o radical ativo – por uma enzima presente na planta. Quando você for utilizar estas verduras, corte-as e deixe de lado por 40 minutos antes de iniciar o preparo. Esse é o tempo necessário para que a enzima ative o sulforano e isso se distribua pelo alimento. Depois disso você pode cozinhar e congelar que não há mais alteração dos teores de sulforano na planta e você ganha muito em proteção contra tumores, efeitos contra a degeneração neuronal e todas as outras propriedades de restauração de tecidos.

Coma verduras em todas as refeições, elas são seu seguro de vida, além de serem muito pouco calóricas. Não poderia ser melhor!

Você come até se saciar e ainda está fazendo uma verdadeira faxina de tudo o que foi criado de danos no seu corpo. Essa é a razão dos sucos feitos com folhas verdes serem chamados de detox. Excelente forma de começar o seu dia, mas pode ser também uma excelente opção de jantar em dias de muito cansaço.

Ou quem sabe uma super sopa? Você vai limpar, nutrir o seu corpo, encher a barriga sem se preocupar em engordar e ainda vai ter uma digestão fácil que não vai interferir com o sono. Precisa de algo mais?

LEGUMES E OUTROS VEGETAIS

Os legumes são partes de plantas que se prestam ao consumo como alimento. Podem ser raízes, tubérculos, leguminosas, cereais e até alguns frutos, que por terem sabor mais salgado nos fazem pensar neles como fora do grupo das frutas. Geralmente estes frutos têm várias sementes. Quer um exemplo de frutos que são legumes? Acho que o mais fácil são os tomates. Outros frutos são berinjela, abóbora e até o pepino, que, só por curiosidade, é um primo da melancia.

As raízes mais comuns por nossas bandas são a beterraba, cenoura, cebola, gengibre. O exemplo mais conhecido de tubérculos é a batata, mandioca, inhame e os cereais são milho, trigo, arroz e aveia, entre outros.

No grupo das leguminosas encontramos os grãos que se formam dentro de vagens, como os feijões, o grão-de-bico, a ervilha e a soja, mas estes alimentos são tão importantes que preferi falar sobre eles no grupo dos grãos.

Como você pode notar, é um grupo bem heterogêneo. Alguns alimentos são tão preciosos que mereceram um destaque maior. Vou me referir aqui aos frutos, tubérculos e raízes, que não deixam de ter grande valor, mas as propriedades desses legumes podem ser enumeradas mais facilmente em conjunto.

Os legumes em sua maioria são fontes de carboidratos complexos, aqueles cheios de fibras e com baixos teores de gordura, com exceção das castanhas, que já foram abordadas anteriormente. Sua função é dar energia ao corpo, mas o fazem de uma forma gradativa e por isso não produzem inflamação. Seu conteúdo mineral merece destaque pois são ricos em vários minerais como cálcio e fósforo, importantes para a saúde dos ossos e da contração muscular, além de serem fontes de vitamina C e betacaroteno.

A vitamina C é um super antioxidante que participa de muitas das reações que constroem proteínas. É importantíssima para a síntese de colágeno, a proteína que dá firmeza à pele e cicatriza feridas.

Já o betacaroteno é um pigmento amarelo que ajuda a manter a saúde dos olhos e ainda garante um bom bronzeado da pele. Ele é transformado pela digestão em vitamina A, responsável por proteger os olhos e a pele, e ainda coloca o sistema imunológico em ordem, trabalhando para manter nossas defesas contra germes e impedindo o crescimento de células tumorais.

Já entendeu por que se diz que uma sopinha cura quase tudo? Sopa de legumes é sinônimo de energia, vitaminas e proteção contra danos causados por radicais livres. Quer combater o estresse de um dia difícil? Vá de sopa de legumes e, se puder, ajude sua recuperação adicionando umas verduras à receita. Resultado perfeito!

O licopeno é um nutriente encontrado em enormes quantidades na maioria dos tomates e pode impedir o crescimento de vasos que alimentam tumores de próstata. Que boa notícia! Para tirar o máximo de proveito dos tomates, eles devem ser comidos cozidos. O licopeno tem uma fórmula química que se transforma com o cozimento, sendo melhor assimilado pelo corpo dessa maneira. Se você quiser facilitar ainda mais essa absorção, é só adicionar um pouco de azeite ao tomate, pois o licopeno é lipossolúvel, ou seja, se dissolve e é melhor aproveitado quando consumido com óleos. Que delícia um bom molho de tomate preparado com azeite! Ou uma sopa de tomate! Escolha sempre os tomates vermelhos bem escuros e, melhor ainda, os tomates cereja, que são repletos de licopeno. Mas se você prefere os tomates na salada não fique triste. Use os tomates amarelos que possuem o licopeno na fórmula química que permite sua melhor absorção.

Existe um grupo de vegetais, chamado de solanáceas, que tem algumas particularidades. Batatas, tomates, pimentões, berinjela, abóbora, maxixe, abobrinha e jiló são alguns dos mais conhecidos. Todos eles têm boas propriedades nutritivas e devem ser incluídos na dieta. Mas o modo de preparo exige uma atenção com alguns detalhes para evitar desconfortos como azia e dificuldade de digestão. Além de permitir o melhor aproveitamento de seus nutrientes.

Os tomates devem ser aferventados em água quente, retiradas a pele e as sementes. A polpa é a fonte preciosa de licopeno e outros nutrientes. Com esse cuidado são melhor absorvidos sem causar azia aos mais sensíveis.

Os pimentões e berinjelas podem ter suas cascas retiradas apenas aquecendo-as sobre a chama do fogão. As cascas se desprendem facilmente dessa forma. Cuidado para não queimar a casca e produzir carvão, que é inadequado para o consumo.

Outra forma fácil de retirar a casca é usar uma colher para raspar a polpa depois de ter cozido ou assado a berinjela, o jiló ou os pimentões. Desses últimos deve-se também retirar as sementes.

Mesmo que você use a abobrinha para fazer "macarrão", não deixe de aferventá-la para cozinhar de leve. Já a abóbora deve ser descascada e separada de suas sementes para ser cozida ou assada. Caso deseje assar com a casca, não é problema, fica até mais fácil de separar a polpa. Apenas evite consumir a casca, pois o teor de lectinas é bem alto e pode causar um desconforto maior e desencadear quadros inflamatórios intestinais para quem ainda está se recuperando de uma fase de muita comida processada.

RAÍZES E TUBÉRCULOS

A batata é um dos ingredientes mais populares nas receitas de diferentes culturas. Aparece em pratos salgados e doces e, por sua riqueza em amidos, é uma boa forma de se obter energia, sem gorduras e ainda com alguma proteína. Batatas são mais nutritivas quando preparadas com a casca e mesmo que você não queira comê-la, o que é uma pena, retire-a só depois de ter assado ou cozido a batata.

As vitaminas presentes na batata — folato, vitamina B6 e vitamina C — se concentram na casca. A quantidade de vitaminas e proteínas é modesta. Porém como a proteína é de altíssima qualidade e está associada a uma boa fonte energética, a batata assume papel relevante na nutrição de grandes grupos populacionais carentes. Seus teores de potássio e magnésio ajudam no controle de doenças como hipertensão arterial

O carboidrato da batata é praticamente todo composto por amidos, o que é uma vantagem, pois a digestão e liberação da glicose é mais lenta. O amido é ótimo alimento para a microbiota, sendo um prebiótico de alta qualidade.

Existe uma particularidade no consumo de batatas que melhora ainda mais a quantidade de amidos de liberação lenta, ajudando no controle de glicemia por diabéticos. Cozinhe a batata com a casca, deixe esfriar e depois tempere com vinagre antes de consumir. A velha e boa salada de batatas é excelente para ajudar no controle da glicemia sem desencadear resistência das células à insulina.

A acidez do vinagre aumenta a porção de carboidratos mais resistentes entre os tipos de amido, o que faz com que a absorção da glicose seja mais lenta.

Agora o lado negro dessa história. Não se deve comer batata crua ou com brotos, pois os produtos existentes na polpa crua podem ser tóxicos. E, mais importante, não coma batata frita em *fast-food*! As batatas são processadas e o que se vê como palitos na verdade são um tipo de purê de batatas amassadas e recortadas para ter sua aparência homogênea. Além da fritura ser feita em óleos hidrogenados, que é o que pode haver de pior em termos de danos sérios à saúde.

A batata-doce é outro dos tubérculos que tem sido adotada por todos, em especial pelos interessados em melhorar performance atlética. A batata-doce, antigamente muito usada para fazer doces cheios de açúcar, adquiriu novas versões e participa de pratos elaborados, sejam doces ou salgados. Essa mudança representa uma melhora significativa em termos nutricionais.

A batata-doce é riquíssima em nutrientes, com maior quantidade de proteínas do que a batata comum, carboidratos que melhoram o funcionamento intestinal e gordura quase inexistente. Tem várias vitaminas e sais minerais em sua composição, sendo riquíssima em vitamina A e C. A grande quantidade de fibras promove a melhora da microbiota e algumas de suas fibras são digeridas pelas bactérias, transformando-se em ácidos graxos de cadeia curta.

A importância desses ácidos graxos é que eles são um substrato nutritivo para as células que revestem o intestino. Sendo assim, existe um efeito protetor sobre este revestimento, que proporciona a melhora da imunidade contra invasão de germes nocivos e da saúde em geral. As fibras existentes na batata doce ajudam a melhorar o hábito intestinal. Elas absorvem água e facilitam a movimentação das fezes, diminuindo o tempo que resíduos nocivos permanecem dentro do intestino. Há vários estudos sendo feitos sobre a possibilidade de prevenção de tumores do intestino pelo consumo de batata-doce de forma regular. Apesar de resultados iniciais apontarem nessa direção, não se pode afirmar isso com certeza pela reduzida avaliação existente no momento. Mas há tantos benefícios para a saúde que o consumo já se justifica pelo que a batata-doce tem de valor nutricional estabelecido.

Se há um alimento versátil, este é a mandioca. Brasileiríssima, ela faz parte da culinária de todas as regiões do Brasil. É utilizada cozida, assada, frita e combinada com outros ingredientes.

Faz bonito em receitas doces e salgadas. Por ser rica em fibras, faz parte dos carboidratos complexos, aqueles que dão muita energia, aumentam a sensação de saciedade por muito tempo, sem provocar picos de insulina depois da refeição. Pode e deve ser utilizada como acompanhamento ou substituto de outros carboidratos refinados no preparo de receitas. Sua farinha é conhecida por substituir o arroz branco na dupla com o feijão: ela contém mais fibras do que o arroz e ainda é rica em antioxidantes, só perde em aminoácidos, que você pode obter de outras fontes. Mas esqueça a tradicional mandioca frita, melhor aproveitar assada ou cozida.

O inhame, conhecido como cará em algumas regiões do país, é um tubérculo que está sendo mais consumido depois de descobertas muitas propriedades nutricionais valiosas. Além de seus carboidratos serem uma ótima fonte de fibras, ele tem grandes quantidades de potássio e manganês, que faz com seja muito utilizado por atletas. É também uma excelente fonte de cobre e vitamina C.

O cobre, um mineral que está se tornando mais raro no solo por questões de manejo agrícola, participa de ações importantes no corpo como a produção de células vermelhas do sangue, além de auxiliar na absorção de ferro.

Para aqueles que sofrem de doenças intestinais o inhame é um verdadeiro calmante, conseguindo modular a inflamação e mantendo uma consistência mais pastosa das fezes.

A sabedoria popular sempre deu ao inhame o crédito de melhorar os sintomas da menopausa. Apesar de não haver conclusões definitivas a esse respeito, é sabido que ele tem várias outras ações benéficas como preservar a memória, aliviar inchaços e agir diminuindo níveis de colesterol sanguíneo. Como tem boas quantidades de vitamina A, melhora a qualidade da pele, evitando sua desidratação e afinamento. As pessoas que sofrem de acne severa podem ter benefícios pelo consumo de inhame regularmente. Os nutrientes e fibras do inhame modulam a inflamação da pele e melhoram a microbiota intestinal, que já se sabe ter participação ativa em manter sob controle a proliferação de bactérias nocivas também na pele.

Há relatos de pessoas que apresentaram sintomas de intoxicação com o exagero de consumo, mas lembre-se: tudo que é demais faz mal, ainda mais se é algo que você não está familiarizado. Não deixe, no entanto, de introduzir esta preciosidade na sua dieta.

Se você deu por falta de gengibre e de açafrão, é só consultar a seção de Temperos e Especiarias.

PÃO, FARINHAS E CEREAIS MATINAIS

TRIGO E O PÃO NOSSO DE CADA DIA, TÃO QUERIDO E TÃO CALUNIADO...

O trigo é consumido pela humanidade há milhares de anos. Não parece estranho que só nos últimos dez anos ele tenha se tornado um grande vilão para tanta gente?

E isso acontece especialmente nos grandes centros urbanos. Interessante? Se você for para uma cidade brasileira interiorana e bem pequena ou para uma vila minúscula na Europa verá que quase não se fala sobre o pão ser o causador de tantos males. O que existe de diferente? O jeito de comer.

O trigo, para se transformar em farinha, sofre uma série de processamentos que consistem na retirada da sua casca, secagem e moagem. Desse primeiro conjunto de processos, o resultado ainda é uma farinha que "empelota" pela umidade e não fica tão soltinha, obrigando o padeiro ou cozinheiro a peneirá-la para atingir boa qualidade culinária com melhor visual. Esta farinha tem ainda uma cor meio bege, que não fica tão atraente quando visualizada na embalagem.

Para contornar essas diferenças, a farinha hoje é ainda mais refinada, mais espoliada de seus nutrientes para ficar bem branca, e recebe aditivos que não deixam que ela forme grumos, assim como um condicionador faz com os cabelos. Só que este processo todo acaba por interferir com o momento da fermentação da massa de pães, criando um composto de digestibilidade mais difícil.

O glúten, um conjunto de proteínas existentes no trigo, confere a ele a capacidade de absorver água e formar uma liga. Para se fazer pães, a massa precisa crescer e isto se consegue ao adicionar fermento à farinha de trigo. O fermento nada mais é do que um fungo, capaz de digerir os açúcares presentes na massa. O glúten, que se parece com uma rede, é empurrado para cima pelo gás carbônico formado pela digestão do açúcar.

Ao se acrescentar os tais condicionadores à farinha, a ligação do conjunto de proteínas do glúten se torna mais firme e o pão até cresce mais por isso. Só que isso deixa a proteína do glúten mais indigesta. Esta proteína maior ativa o sistema imunológico e acaba causando uma constante "irritação" no intestino, que precisa ficar lutando para poder dar um jeito de quebrá-la. O resultado você já sabe qual é... a tal intolerância ao glúten. E aí nada mais anda direito, pois o intestino tem a sua parede inflamada, expondo pequenas frestas em sua barreira por onde outras substâncias nocivas e até mesmo agentes infecciosos penetram para a corrente sanguínea. Pronto, agora você já sabe a razão de tanto desconforto, fadiga e mal-estar. Não é o trigo ou o glúten, mas o tipo de processamento com aditivos feitos para a obtenção da farinha de trigo.

O remédio é retirar todo o glúten da dieta, deixar o intestino se recuperar por um bom tempo e depois tentar aos poucos reintroduzir alimentos que não produzam o mesmo efeito anterior. Quase sempre, as pessoas que chegam a quadros mais sérios precisam fazer isso com a ajuda de nutricionistas e médicos. E se forem celíacos mesmo terão que conviver com a limitação de não ingerirem mais qualquer alimento que tenha glúten em sua composição. Felizmente, esses são casos bem mais raros. A maioria é de uma grande intolerância causada pelo dano repetido à mucosa intestinal e quase sempre revertido com a readequação das práticas alimentares.

Vamos voltar aos casos mais frequentes, o das pessoas que têm dificuldade para perder peso, se sentem sempre muito cansadas e sem energia e são "saudáveis". Há uma grande quantidade de queixas vagas que são tratadas como se fossem apenas a consequência do estresse diário. Talvez haja outros fatores para que essas queixas apareçam e incomodem tanto.

Se você está no grupo que "apenas" se sente muito desconfortável quando come pães e bolos, tem azia com facilidade e não se sente muito bem após uma refeição mais farta, tente mudar a sua alimentação. Retire as comidas ultraprocessadas, pois o glúten está em quase tudo. Desde a liga de carnes em hambúrgueres até produtos *fat-free*, para melhorar a consistência. Deixe seu intestino repousar de quatro a seis semanas e depois reintroduza pequenas quantidades de pão feito com fermento biológico e com farinhas de qualidade superior, sem aditivos condicionadores. Geralmente, são pães de padarias artesanais. Valem totalmente o custo pois você pode até congelá-los e reaquecê-los para o consumo, mantendo um sabor e textura incomparáveis.

PÃES QUE FICAM NA PRATELEIRA, NUNCA MAIS...

Regra simples: se tiver que sair de uma fábrica, ser distribuído, ficar na prateleira e depois ser consumido, é muito tempo para não ter aditivos, açúcares e conservantes. Esqueça!

Faça seus pães em casa, se preferir, mas compre farinhas especiais para padaria artesanal e fermentação orgânica.

Para fazer bolos ou biscoitos use as farinhas funcionais, que são derivadas de outros tubérculos ou vegetais e permitem a formação de massas semelhantes ao trigo. As farinhas de coco, amêndoas, aveia e castanhas podem criar alimentos muito saborosos com grandes vantagens em termos de nutrientes e sem riscos para você.

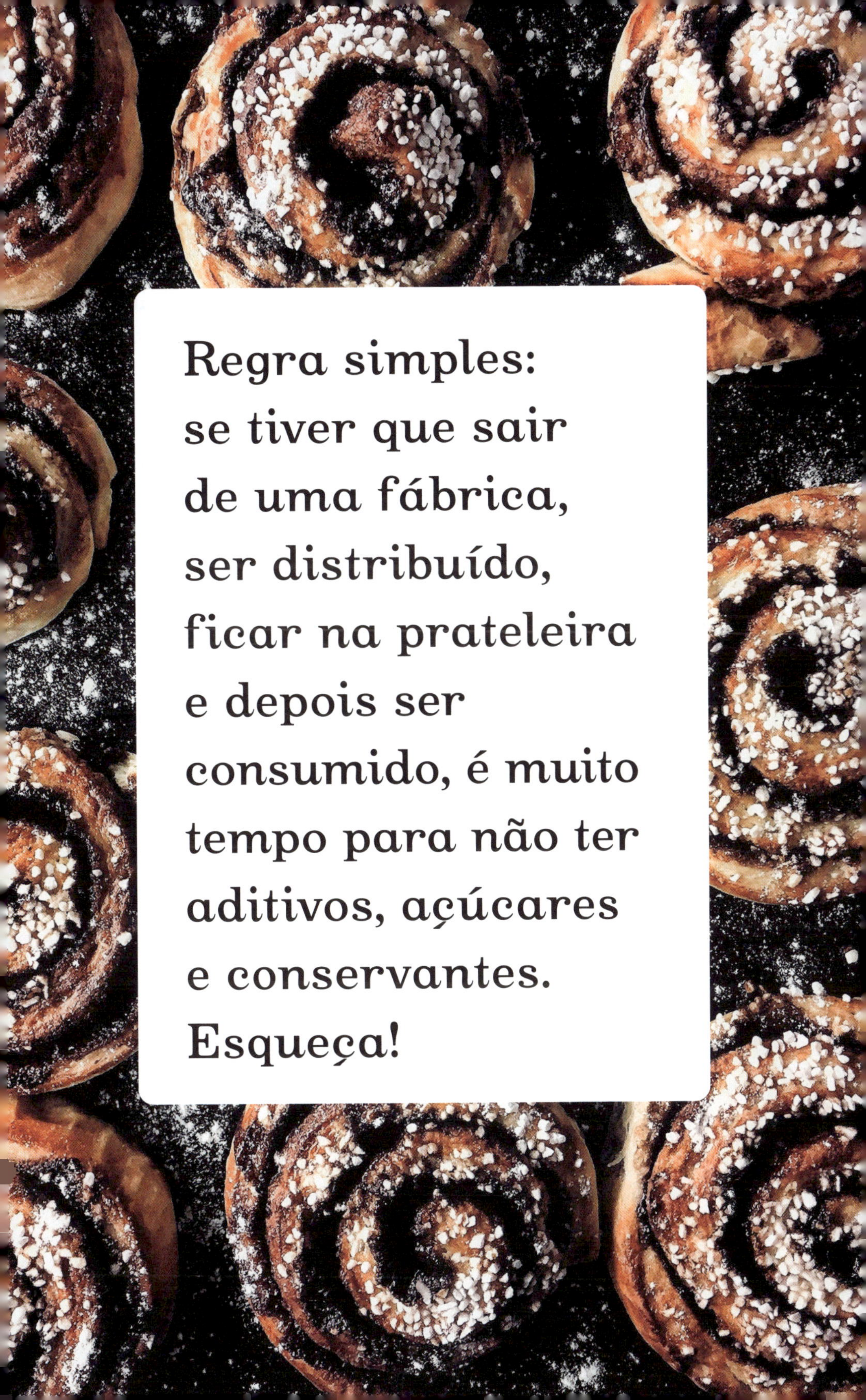

Regra simples:
se tiver que sair
de uma fábrica,
ser distribuído,
ficar na prateleira
e depois ser
consumido, é muito
tempo para não ter
aditivos, açúcares
e conservantes.
Esqueça!

Cuidado para não cair na tentação das misturas prontas para bolos e tortas. Lembre-se de que açúcares e adoçantes são vilões poderosos. De nada adianta a farinha ser funcional se estiver misturada a outros ingredientes nocivos.

Quanto aos cereais matinais, eu recomendo muita cautela e uma grande atenção aos rótulos. Procure sempre pela lista de ingredientes e não apenas pelas chamadas publicitárias de maior visibilidade na frente das embalagens. Muitas vezes elas são conflitantes e você pode acabar consumindo algo que não deveria. Certifique-se de que os cereais sejam compostos por grãos, frutas secas e sementes, com o mínimo de processamento e de adição de açúcares ou adoçantes.

Aqueles flocos adoçados nem deveriam ser chamados de cereais. São meramente produtos ultraprocessados que não devem ser consumidos de forma alguma, se você estiver buscando uma alimentação saudável.

Agora uma palavra sobre a tendência do momento, a fécula de mandioca ou a sua mais ilustre e conhecida receita, a tapioca.

A tapioca virou coqueluche nos últimos anos por não ter glúten e ser de fácil preparo, substituindo massas com o trigo. Caiu no gosto popular e é uma fonte de cálcio e ferro. Mas é preciso notar que é bem calórica e não deve ser consumida de forma indiscriminada se você precisa cuidar de seus níveis glicêmicos e de colesterol.

Se você quer uma boa opção, procure pela batata-doce e o inhame, que são muito mais ricos em termos nutricionais. Ou use farinhas alternativas, caso você precise evitar o glúten.

ESPECIARIAS, TEMPEROS E UM POUQUINHO SOBRE CHÁS

Agrupei aqui todas as ervas aromáticas e também algumas raízes que usamos em menores quantidades com o objetivo de realçar ou transformar o sabor dos nossos alimentos. Temos nesse grupo grãos, folhas, raízes que são saboreadas frescas, secas ou moídas. E o que não falta nesse grupo é coisa boa, em sabor e em saúde! E já pode ficar feliz: neste grupo quase sempre a dose é aquela que mais agradar ao paladar, uma verdadeira festa.

Vou começar por algo que não é tão conhecido aqui no Brasil, mas extremamente apreciado em pratos indianos: o açafrão. A raiz do açafrão é tão saudável e tem tantas propriedades que eu diria que é o melhor remédio que podemos ter para a maioria das doenças crônicas. Fora os seus efeitos, comprovados por muitos trabalhos científicos, de inibir e até diminuir células de diversos tipos de tumores malignos. Isto não é brincadeira, nem folclore e muito menos propaganda. Isto é tão verdade que já se pensa em criar protocolos de tratamento de alguns tipos de tumores que incluam a raiz do açafrão como alimento a esses pacientes. Se você não sabe bem o que é açafrão uma dica é o pó amarelo que dá cor e um toque diferente ao arroz, ou ainda o *curry*, que é feito a partir do açafrão. A raiz, quando desidratada e moída, se transforma na cúrcuma, que é a parte amarela do açafrão. E se você for um observador das prateleiras de suplementos e vitaminas já teve ter visto pílulas de cúrcuma ou turmérico. Eu prefiro o consumo da raiz fresca ralada sobre o que você quiser ou até batida em um suco com o que sua imaginação for capaz de fazer. Simplesmente tudo vai bem com cúrcuma ou açafrão. Seu pigmento amarelo melhora a visão, a pele, diminui inflamações, muda a evolução da aterosclerose, equilibra enzimas digestivas e melhora a proteção do intestino e da mucosa do estômago. A raiz de açafrão está sendo utilizada como tratamento para melhora cognitiva de pacientes com Alzheimer, melhora a TPM, diminui o tamanho da próstata de homens mais velhos, ajuda a acalmar quadros de psoríase e inibe o crescimento de tumores do intestino e da mama.

Eu receito raiz de açafrão até para quem não se queixa de nada. Tente você tomar isso também todos os dias, nem que seja fazendo um mingau de aveia e colocando o pó da raiz por cima.

Como o sabor é neutro, dá até para misturar com frutas e fazer um belo *smoothie* para o café da manhã. Simplesmente o máximo! E se você está pensando em comprar aquele monte de comprimidos na próxima parada, pode ir devagar.

Estudos mostraram que os comprimidos não alcançaram os mesmos benefícios obtidos com o alimento, seja em forma de raiz ou o pó, isso quando não foram piores do que a raiz. Então vamos comer saudável, deixando o vício de resolver tudo com uma pílula mágica. E você só precisa de uma colher de chá da raiz para obter os efeitos. Se quiser aumentar a concentração da cúrcuma no sangue e mantê-la circulando por mais tempo é só preparar o alimento e adicionar um pouco de pimenta-preta, que retarda a eliminação da cúrcuma.

Se você está pensando no que poderia ser um ponto contra dessa maravilha, duas únicas contraindicações existem para o uso da cúrcuma. Uma é o período de gestação, pois podem interferir na mecânica uterina e causar parto prematuro, e outra é a presença de pedras na vesícula. Mas se você tiver uma vesícula hipotônica "preguiçosa" ou algo como "barro biliar", que é um espessamento da bile que pode se cristalizar e produzir pedras, a cúrcuma pode melhorar a contração da vesícula e reduzir a chance de ter cálculos.

Gengibre é uma raiz prima do açafrão e aqui de novo posso dizer que não existe suco que eu faça que não tenha gengibre. Chá então nem se fala, sou capaz de tomar baldes de chá de gengibre com limão. Coloco pedaços de gengibre para dar sabor a água, para fazer panqueca no café da manhã, misturo no tempero de vegetais e recentemente aprendi a fazer um molho de salada com gengibre ralado. Para que serve o gengibre? Mais fácil dizer para o que não serve, já que suas propriedades como antioxidante fazem dele um poderoso aliado para tratar diversos males.

Existem, contudo, duas coisas em que o gengibre é precioso. Enxaqueca e para quem sofre de enjoo quando anda de carro ou trem. Para o enjoo é só comer um pouco de gengibre antes da viagem, e para a enxaqueca, quando você perceber os primeiros sinais, mastigue um pouco de gengibre da forma que puder e ele fará uma sensível diferença na intensidade da crise. Com o tempo você pode até notar redução do número de crises. E, melhor ainda, sem o efeito colateral dos medicamentos.

Tomilho, alecrim, orégano, alcaçuz e canela são ervas que entre outras propriedades têm efeitos antiangiogênicos, isso significa que elas podem pôr ordem na casa se algumas células quiserem começar a se desenvolver por conta própria e estiverem fazendo com que alguns vasos sanguíneos estejam alimentando essa turminha fora da linha. Ou seja, essas ervas são capazes de impedir que células tumorais cresçam porque estão fazendo com que alguns vasos sanguíneos comecem a acompanhá-las e levar mais sangue para aumentar seu volume.

Se você nunca soube, preciso contar que todos os dias todos nós fazemos milhões de novas células. Algumas delas nascem meio defeituosas e começam a tentar se reproduzir por vontade própria. Para que continuem a se reproduzir, precisam estimular que vasos sanguíneos cresçam na direção delas, levando sangue com nutrientes e oxigênio. Assim cresce um tumor até se tornar um problema de saúde que você já conhece bem. O efeito antiangiogênico é o bloqueio do crescimento desses vasos que estão sendo requisitados de forma indevida. Assim, as células não têm como progredir e como geralmente elas têm uma atividade metabólica mais intensa, sem o sangue elas acabam por perecer e o tumor não vai para frente. Convenci você a pensar em usar essas verdadeiras armas químicas nos seus pratos?

E a hortelã-pimenta que todo mundo olha como se fosse só um matinho cheiroso? Ela é uma das ervas que contém maior quantidade de antioxidantes por grama e, além disso, é uma bênção para auxiliar na digestão. Como tem muitos antioxidantes, você sente a melhora em qualquer processo inflamatório, de dor no pé até enxaqueca, passando pelo intestino, estômago e pulmões. Dá até para melhorar dor de garganta com ela. E como não tem nenhum estimulante, você pode usar antes de dormir como um chá para acalmar uma dor de cabeça. Sem falar que mascar a folha melhora o hálito e não tem adoçante. O mentol, que é aquilo que dá o frescor, pode ter um efeito interessante quando você estiver querendo doce e mais doce. Ele altera a percepção das papilas da língua e faz você "acalmar a fúria do açúcar". E, cá entre nós, dá para usar a hortelã desde tempero em molhos e carnes até em pratos mais exóticos, sucos e o que você quiser. Então, sem desculpas.

A canela é cheia de antioxidantes e tem capacidade termogênica, ou seja, ela pode aumentar o gasto calórico para quem está tentando perder umas gordurinhas. Foi documentada sua ação diminuindo os níveis do mau colesterol e melhorando a resistência à insulina que caracteriza o diabetes tipo 2. Com todo esse arsenal de bons efeitos, pelo seu aroma e paladar, tornou-se uma coqueluche nas dietas e entre os que treinam pesado. Fica a ressalva para quem acaba exagerando na dose: a canela tem uma substância chamada cumarina, que é tóxica para o fígado, em especial quando utilizada em conjunto com alguns medicamentos, sendo o mais frequente o paracetamol e o acetaminofen. Consumidos juntos podem levar a uma falência hepática grave.

Mas isso não impede que você se beneficie das propriedades da canela e ainda usufrua do seu alto poder antioxidante. É só consumir a canela em pitadas para realçar o sabor do alimentos. A quantidade máxima de 1 colher de chá do pó ao dia deve ser respeitada para evitar danos e não se deve usar a canela quando estiver tomando alguma dessas medicações. Para crianças, a dose máxima deve ser calculada por quilo de peso corporal e é bem menor.

O alecrim, o ginseng e a hortelã-pimenta contêm um composto chamado ácido ursólico, que também é encontrado na casca da maçã. Esse composto melhora a circulação sanguínea onde ela está comprometida, como nas pessoas que sofrem com feridas em consequência do diabetes e ao mesmo tempo inibe o crescimento de vasos que alimentam tumores.

A canela é cheia de antioxidantes e tem capacidade termogênica, ou seja, ela pode aumentar o gasto calórico para quem está tentando perder umas gordurinhas.

Cuidado apenas com o ginseng. Muitas pessoas usam comprimidos de ginseng concentrado ou vitaminas que o contém como um aditivo para melhorar a memória ou a circulação. Nesses casos, a dose é muito acima do que se obtém da raiz como condimento e pode ser a causa de aumento de sangramento em cirurgias. Se você faz uso desse tipo de medicamento, comunique seu médico e interrompa o uso antes de uma cirurgia.

A variedade de temperos e ervas é tão grande que se poderia escrever vários livros com as descobertas de compostos importantes para a manutenção de um equilíbrio da imunidade e outras ações que impedem a progressão de doenças. Aqui fiz um apanhado muito geral daquelas mais significativas, que você não pode deixar de incluir no seu rol de alimentos a serem consumidos sempre.

ÓLEOS E AZEITES

Já falamos um pouco sobre diferentes tipos de gorduras e sobre colesterol, mas é aqui que a discussão científica pega fogo. Muito se discute sobre as propriedades das gorduras saturadas e insaturadas, demonizando as primeiras e liberando completamente as últimas em qualquer quantidade. O que não é nem um pouco saudável. Mesmo gorduras boas não devem ser ingeridas em excesso, sob o risco de causarem danos à saúde.

Nosso corpo precisa de uma série de gorduras para exercer suas funções de forma adequada. Restringir suas escolhas para o consumo pode ser tão danoso quanto deixar de escolher as melhores opções.

Óleos e azeites são alimentos com um moderado grau de processamento. Os grãos ou frutos que são utilizados como matéria-prima, além da colheita e preparo, passam por diferentes processos para a extração do óleo de sua origem. Vários óleos vegetais encontram-se disponíveis para o consumo, cada um sendo propagandeado como detentor de maior benefício do que outro. E a dúvida maior é qual escolher dentre tantas opções.

Vou abordar alguns conceitos para que você compreenda o que está em jogo, visando facilitar a sua decisão da compra quando está na frente de uma enorme gôndola de supermercado. Assim você terá ferramentas para escolher o de melhor custo-benefício e não apenas experimentar a última novidade.

Não tenho nada contra procurar alternativas saudáveis e buscar novidades para o paladar. Mas, muitas das propagandas feitas sobre virtudes de determinado alimento, quando confrontadas com os estudos científicos que as embasaram, não se sustentam.

Muitos dados mencionados sobre estudos científicos podem apresentar informação equivocada. Às vezes, os resultados obtidos num experimento podem ser só preliminares, realizados com número pequeno de pessoas, com poucos dados de laboratório, somente em células isoladas ou animais. Também podem ser observações feitas durante um período muito curto, o que pode levar a uma avaliação imprecisa dos supostos benefícios. A extrapolação de resultados obtidos dessa maneira é aventureira. É irresponsável a forma como isso é utilizado no marketing de um novo produto para um mercado sedento de fórmulas milagrosas.

Então vamos pôr um pouco mais de critério nessa confusão de informações. Perdoem se parecer uma pequena aula de química, mas acho que ajuda a clarear as ideias.

As denominações "prensado a frio" e "extravirgem" foram criadas para definir as técnicas de extração dos óleos. Prensado a frio significa que o processo foi feito diretamente a partir do esmagamento do fruto ou semente em prensa, sem aquecimento na hora da extração. Isto é importante porque alguns óleos podem perder parte de suas propriedades quando aquecidos. Há uma informação importante para se conhecer que é o ponto de fumaça de um óleo. O que vem a ser isso?

PONTO DE FUMAÇA

Ponto de fumaça é a temperatura em que o óleo começa a se queimar, modificando sua estrutura química e a produzir... fumaça! Cada óleo tem uma capacidade diferente de tolerar temperaturas altas. Se você tem um óleo com ponto de fumaça mais baixo, evite usá-lo no preparo de grelhados, quando a temperatura atinge níveis mais altos. Reserve este óleo para saladas e preparos de alimentos mais frios.

Outros podem tolerar bem altas temperaturas sem se modificar e por isso são mais apropriados para grelhar e fritar.

Só para deixar claro, frituras não são boas opções para quem quer comer de forma saudável. E reaquecer gordura utilizada para fritar é crime. E sobre isso não há dúvida ou controvérsia. Gordura quando vira fumaça, seja de que tipo for, é altamente carcinogênica e não deve ser inalada, quanto mais consumida!

Como isso se relaciona com o tipo de preparo? Alimentos cozidos são feitos em temperaturas mais baixas. Já os grelhados ou assados são preparados em temperaturas um pouco mais altas que os cozidos. Por último, os alimentos fritos são preparados em temperaturas muito altas que modificam os nutrientes e só por isso já deveriam ser evitados, fora a gordura se transformar perigosamente com o calor.

TIPOS DE GORDURAS

Uma parte dos lipídeos existentes dentro dos alimentos é composta por ácidos graxos. Para facilitar a conversa, eles passaram a ser chamados simplesmente de gorduras e classificados de acordo com tamanho e grau de saturação, que é um arranjo de ligações químicas de suas moléculas. Aqui é que surgem as denominações gorduras saturadas, monoinsaturadas e poli-insaturadas.

As gorduras saturadas costumam ser sólidas na temperatura ambiente (25°C), enquanto as poli-insaturadas são líquidas. Então você já desconfiou que as manteigas e banhas são saturadas e os óleos na sua maioria são insaturados.

Sabe-se que o consumo de determinados tipos de ácidos graxos insaturados — os tais ômegas 3, 6 e 9 — são essenciais para a saúde, até porque não conseguimos produzir essas gorduras e temos que obtê-las daquilo que comemos. As gorduras poli-insaturadas têm efeitos antioxidantes, que ajudam a diminuir inflamações e danos causados por tudo o que nos envolve no dia a dia.

As gorduras poli-insaturadas ajudam a reduzir marcadores de doenças cardiovasculares, como os níveis de gorduras ruins no nosso sangue. Então sempre que possível devemos procurar substituir nossas fontes de gorduras alimentares por aquelas que contenham mais gorduras poli-insaturadas.

Mas não se deve comer gordura à vontade. Em excesso, trarão consequências indesejadas, como aumento de peso e doenças. Existe uma noção errônea de que todas as gorduras saturadas são ruins e todas insaturadas são excelentes. Não é assim, existem exceções nos dois times. Vou fazer referência a essas exceções mais adiante.

Para avaliar os óleos comestíveis vamos levar em conta sua composição em termos de gorduras boas e do seu ponto de fumaça.

Pense na finalidade do óleo antes de comprar. Se você vai utilizá-lo para temperar uma salada ou fazer receitas frias, pode usar óleos com ponto de fumaça mais baixo. Para os grelhados será necessário escolher outros com ponto de fumaça mais elevado.

ÓLEO DE OLIVA OU AZEITE

Precisamos separar duas variedades, o extravirgem e o azeite virgem.

O extravirgem costuma ser reconhecido por ter um teor de acidez mais baixo, conter grandes quantidades de gorduras monoinsaturadas, que são boas para a saúde de artérias e do coração, e ainda tem polifenóis, que são antioxidantes potentes. Seu ponto de fumaça, no entanto, é baixo. Então não o utilize para cozinhar pois ele se transforma com o calor e perde suas propriedades, adquirindo características indesejadas.

Se você gosta do sabor do azeite nos seus alimentos, tenha o azeite virgem de oliva para cozinhar. Este azeite já sofreu um processamento químico a mais, que mudou o seu ponto de fumaça, permitindo seu uso para temperaturas mais elevadas, mas mantendo ainda assim um pouco das suas propriedades originais.

Existe ainda o óleo de oliva refinado, que é o azeite submetido a um processamento para torná-lo mais estável, sendo então classificado como refinado. Essa mudança implica no uso de solventes, que leva à perda parcial de compostos antioxidantes. Pela mudança de teor nutricional, optar por outras modalidades de óleo para cocção em temperaturas mais altas pode ser uma escolha mais acertada.

ÓLEO DE CANOLA

A canola é uma semente capaz de produzir um óleo com ponto de fumaça bem alto, então é a melhor opção para frituras, se você for mesmo encarar um momento de ousadia desses.

Pode ser que você fique com receio por ter escutado que o óleo de canola é artificial e que poderia ser nocivo para sua saúde. O que acontece é que ele é derivado de uma planta transgênica, desenvolvida unicamente para ser usada na extração do óleo. A canola é uma modificação de uma planta chamada colza, da família da mostarda, que é muito rica em ômega 3, embora contenha um componente tóxico. Então a indústria agrícola produziu uma espécie modificada geneticamente, que não produz essa substância, mantendo as outras características.

O óleo de canola tem um bom perfil nutricional com boa relação entre ômega 3 e 6 e menor teor de gordura saturada. Por sua estabilidade em altas temperaturas, pode ser utilizado em preparos que exijam temperaturas mais altas, embora não deva ser aquecido por longos períodos, como em panelas de frituras que ficam horas aquecidas, por gerarem resíduos nocivos.

Na década de 1970, o óleo de canola era produzido com teor de 0,5% de ácido erúcico, mas devido às dúvidas sobre os efeitos prejudiciais desse ácido em termos de segurança alimentar e de indução de doenças cardiovasculares, este teor foi muito diminuído no óleo, sendo sua presença atual menor do que 0,1% pela padronização no Canadá, Austrália e Brasil.

Sua utilização pode ser feita em situações nas quais a temperatura do preparo não comporte opções de melhor qualidade.

ÓLEO DE SOJA

Esse é de longe o óleo mais consumido no Brasil por ser barato e ter uma boa composição. Tem a vantagem de ter um ponto de fumaça mais alto, podendo ser usado para grelhar e fritar com menor risco. O óleo de soja, no entanto, é evitado por muitas pessoas por sua produção ser praticamente toda derivada de soja transgênica. É uma boa fonte de ômega 3 e 6.

ÓLEO DE GIRASSOL

Apesar de ter sido considerado uma opção mais saudável do que o óleo de soja, o óleo de girassol tem alta quantidade de ômega 6, mas nada de ômega 3. Seu ponto de fumaça é baixo, tornando-o pouco apropriado para o preparo de alimentos que exijam mais calor. Não deve ser sua primeira escolha.

ÓLEO DE COCO

Este óleo parece ter caído nas graças de todos os atletas e pessoas que gostam de produtos mais naturais. Seu sabor ligeiramente adocicado pode dar um toque especial em pratos com temperos exóticos como *curry* ou em pratos doces, especialmente bolos e panquecas.

Em temperatura ambiente é sólido, o que denota uma grande quantidade de gorduras saturadas.

Há gorduras saturadas boas no óleo de coco, mas ainda há dúvida sobre seus benefícios, pois não se comprovou em estudos a suposta capacidade de ajudar no emagrecimento ou diminuir níveis sanguíneos de colesterol. Talvez essas propriedades tenham sido fruto de opinião precipitada por interpretações com pouco material para análise.

A gordura existente no óleo de coco é saturada na sua maior porção e quase metade disso é de um tipo específico de ácido graxo de cadeia média, o ácido láurico, que parece influenciar no aumento do colesterol "bom".

Populações asiáticas, que consomem normalmente o óleo de coco, têm baixos índices de doenças cardiovasculares. Nesses países, o óleo de coco é utilizado junto com sua polpa riquíssima em fibras e outros produtos, como o leite ou o creme do coco, numa dieta com muitos vegetais e carregadas de frutas. Então o conjunto pode ser o responsável pelos benefícios observados.

É importante obter o óleo de coco de uma fonte confiável, pois sua facilidade de oxidação e consequente alteração do sabor pode levar alguns produtores a processarem o óleo, hidrogenando-o em índices reduzidos, o que transforma uma pequena parte de suas gorduras em *trans*.

Seu ponto de fumaça é mais elevado, tornando-o uma boa escolha para preparos de pratos feitos em temperaturas mais altas. Porém não deve ser utilizado largamente como substituto de outras opções de óleos com maiores teores de gorduras poli-insaturadas.

ÓLEO DE MILHO

O milho produzido hoje no Brasil é quase todo oriundo de sementes geneticamente modificadas. Então algumas pessoas podem ter restrições maiores ao uso do óleo de milho por esta razão. Mas existem outros fatos que você deve levar em conta em sua escolha. Este óleo é muito utilizado nos produtos industrializados e apresenta um ponto de fumaça alto. Tem um alto teor de ômega 6, mas muito pobre em ômega 3, o que causa um desequilíbrio dessas gorduras no nosso organismo. Da mesma forma que o óleo de girassol, não deve ser a primeira escolha.

ÓLEO DE ABACATE

Este óleo começa a aparecer nas prateleiras de produtos gourmet com uma aura de saudável e sustentável. Seu teor de gorduras saturadas é muito baixo e ainda apresenta gorduras monoinsaturadas boas e vitamina E, um antioxidante potente. O ponto de fumaça alto e o sabor neutro são elementos que estimulam o consumo crescente. Além disso, seu processo de extração não necessita de outros aditivos, o que aumenta o seu apelo de consumo entre aqueles que querem evitar óleos vegetais geneticamente manipulados. O único senão é o custo, bem mais alto do que dos demais.

ÓLEO DE CHIA E DE LINHAÇA

Essas sementinhas são conhecidas por conter grandes quantidades de ômega 3. No entanto, esse tipo de gordura é extremamente sensível a altas temperaturas e se oxida facilmente em contato com o ar. Os óleos extraídos dessas sementes têm que ser cuidadosamente trabalhados a frio e seu tempo de duração é baixo, com cuidado no processo de engarrafamento e estocagem. Alguns fabricantes, para contornar estas dificuldades, criam combinações de óleos entre chia e óleo de oliva refinado, aumentando a durabilidade do produto final. Esses óleos não devem ser utilizados para cozinhar, apenas em pratos frios ou adicionados ao final da preparação do prato.

A melhor forma de aproveitar os benefícios que esses alimentos proporcionam em relação ao ômega 3 é o consumo das sementes da chia ou da farinha de linhaça. Assim, não há como errar e o custo é bem menor. Se você quiser usar o óleo de linhaça em saladas, veja se é puro e não está adicionado a outra gordura. Se for puro, não existe opção melhor.

ÓLEO DE GERGELIM

Este óleo é muito usado nos pratos da cozinha libanesa e seu paladar é muito agradável. Tem a vantagem de ser prensado a frio em vez de extraído quimicamente, o que significa que há menor chance de ser contaminado ou modificado nas suas propriedades nutricionais. Seu ponto de fumaça tolera bem o uso em pratos cozidos e assados. Tem mais gorduras ômega 6 do que ômega 3, então não deve ser uma escolha para tudo, mas em compensação é bem rico em minerais como zinco, cálcio, magnésio e cobre, que são importantes em processos de cicatrização e de redução de inflamações.

ÓLEO DE AMENDOIM

Este óleo, muito utilizado no passado, foi superado em quantidade de consumo pelo óleo de soja que apresenta um excelente custo-benefício e ainda tem a vantagem de não apresentar gosto residual.

Atualmente, ele vem sendo resgatado como consequência da utilização da popular manteiga de amendoim. Seu gosto é bem peculiar e ele apresenta um ponto de fumaça mais alto, podendo ser utilizado para a fritura de tempurá na cozinha japonesa. Seu teor de gorduras saturadas é baixo, com bons níveis de ômega 6 e 9 e vitamina E. Sua extração é feita por prensagem e depois o óleo passa por um processo de refino para poder ser consumido.

ÓLEO DE DENDÊ (PALMA)

Muito utilizado em pratos típicos do Nordeste do Brasil, sua cor vermelha é inconfundível. Ele tem um ponto de fumaça bem alto o que faz com que seja possível fazer frituras sem que ele perca suas propriedades e sabor. Sua composição é quase toda de gorduras saturadas, que quando consumida em excesso é danosa para artérias e leva a doenças cardiovasculares. Apresenta uma grande quantidade de pigmento amarelo carotenoide, um poderoso antioxidante. Então, em vez de utilizá-lo para frituras, use-o apenas para dar um toque em algum prato que necessite de um sabor mais típico e faça isso com muita parcimônia.

OUTROS ÓLEOS

Existem vários outros óleos no mercado, mas sua venda é limitada a mercados gourmet e de novidades. São óleos feitos a partir de nozes, amêndoas, semente de algodão e cártamo. Cada um tem um sabor diferente, conferindo toques sutis de aroma e sabor. Todos são compostos por algumas gorduras boas e não existe nenhum fator que restrinja ou contraindique o seu uso, apenas não exagere na quantidade para não criar desequilíbrio de nutrientes na sua refeição. Dos mencionados, apenas o óleo de cártamo pode ser utilizado em altas temperaturas e até frituras. Os demais são apropriados apenas para molhos e saladas.

CONCLUSÃO SOBRE ÓLEOS MAIS UTILIZADOS

O azeite de oliva extravirgem é ainda a opção mais saudável para o uso em pratos frios ou saladas. Entre as outras variedades mais consumidas no mercado brasileiro – canola, soja, girassol e milho – o óleo de canola representa a opção mais equilibrada entre os diferentes tipos de gorduras componentes, com mais ômega 3 do que os demais. Em seguida, estão o óleo de soja, girassol e o óleo de milho. No entanto, pelas questões concernentes à modificação transgênica de sementes, o melhor seria escapar das frituras que demandam produtos com alto ponto de fumaça. Caso opte por frituras e queira evitar transgênicos, use o óleo de oliva (note que é diferente de azeite extravirgem), que apesar do gosto mais marcante, pode suprir esta necessidade.

Alimentos de origem animal

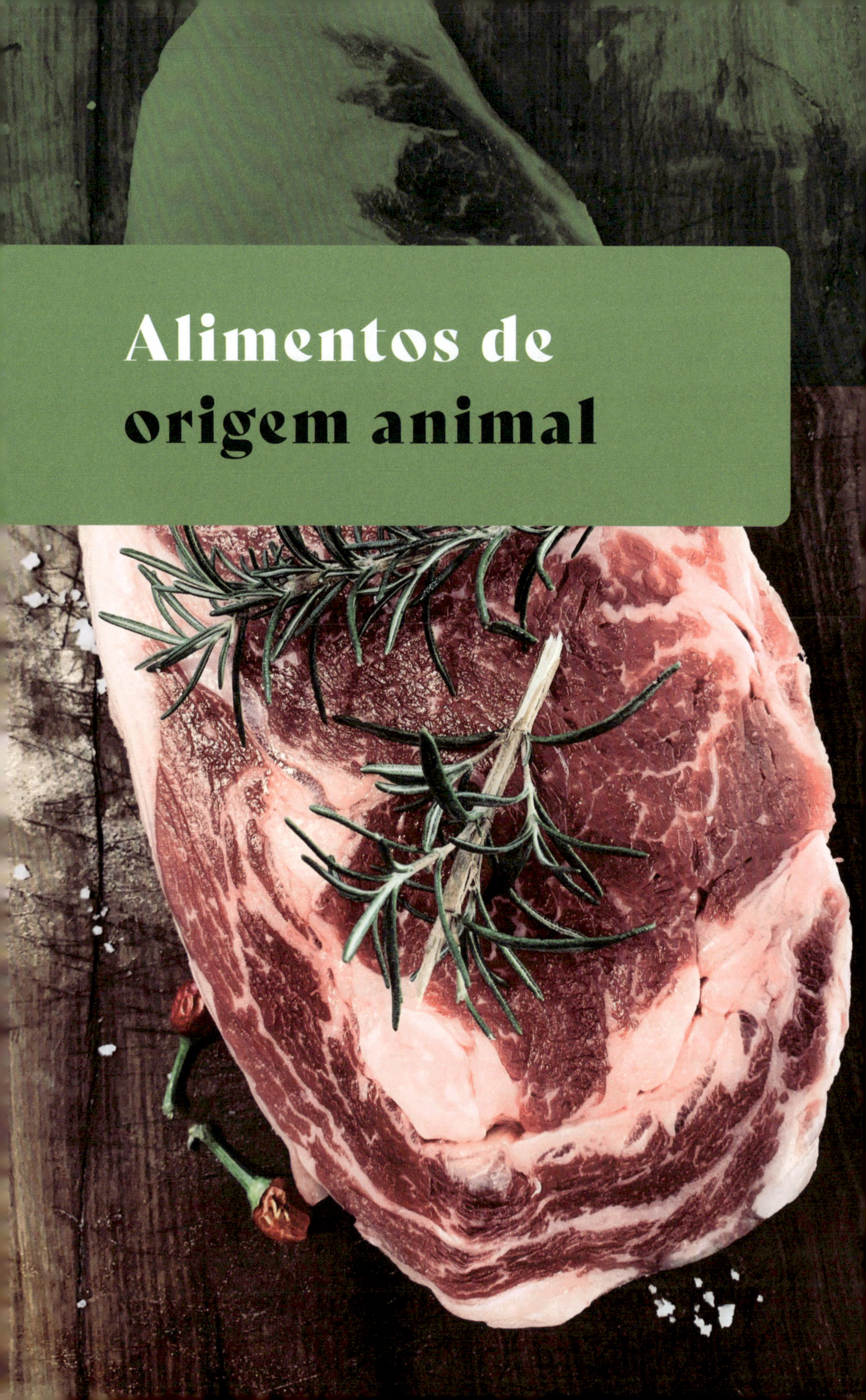

CARNES

Há uma grande variedade de discussões sobre o consumo de carnes e derivados animais. Vou me ater aqui apenas ao valor nutricional de cada alimento, ressaltando tudo o que for interessante para que você possa fazer uma escolha mais correta do que coloca no seu prato. Os argumentos de outra natureza deixo para quem tenha mais conhecimento sobre o tema para fazê-lo.

Neste livro, objetivo é apenas reunir que encontrei de informação verificada em fontes científicas seguras, e que pudesse trazer melhor entendimento sobre as nossas escolhas na dieta e sua interferência na saúde.

As carnes oriundas de mamíferos, chamadas de vermelhas, tiveram seu consumo grandemente aumentado nas últimas décadas devido a práticas de intensificação da pecuária. Isso permitiu maior oferta de carnes à mesa de populações de menor renda e a associação a produtos de alto valor nutritivo.

A prática de assar carnes em brasas remonta a tempos primitivos e foi sendo reelaborada para atender a paladares cada vez mais exigentes de consumidores. Não falta sofisticação na preparação de churrascos e pratos à base de carnes, assim como não faltam críticos atrozes desse consumo, cada um apresentando seus argumentos para justificar escolhas pessoais. E do ponto de vista de saúde, como ficamos?

As carnes são fontes proteicas importantes, além de suprirem as necessidades de ferro e cobalamina (vitamina B12), que só é obtida a partir de produtos de origem animal.

A procedência, manejo da criação e abate do animal são cruciais para evitar transmissão de doenças ao homem. Serviços de inspeção federal verificam as condições de onde são mantidos os animais, condições sanitárias e o uso indiscriminado de medicamentos para incrementar o ganho de massa. Esses itens devem ser rigidamente controlados para que não haja a transferência de medicamentos e doenças para os consumidores.

O serviço de inspeção federal normatizou a vigilância sanitária consistente, que valida a condição de saúde dos animais abatidos para o consumo e ainda os locais de abate, impedindo que infecções graves se instalem e se propaguem nesses locais.

Não vou considerar questões ambientais ou de natureza ética por mais louváveis que sejam, pois fogem ao escopo deste livro, e eu não tenho conhecimento suficiente do tema para um posicionamento consciente.

Para além dessa questão, outros pontos precisam ser examinados para a melhor compreensão do porquê de tantas batalhas entre os representantes da agropecuária e dos ecologistas em todo o mundo.

Algumas diferenças na qualidade do alimento são notadas em relação ao tipo de manejo das criações. Os animais criados em pasto aberto têm menor percentual de gorduras saturadas entre as suas fibras musculares quando comparados aos confinados.

Suínos confinados e com alimentação a base de mistura dietéticas perdem em teor de proteínas e aumentam o seu teor de gorduras saturadas.

Em relação ao tipo de alimentação dos animais, se forem criados de forma livre e alimentados em pastagens que sofreram tratamento prévio da área com pesticidas haverá uma incorporação desses químicos à carne e gordura dos animais, que por sua vez passa para o consumidor. Por isso, sempre que possível, a carne deverá ser orgânica.

Para a obtenção do selo de certificação orgânica é preciso que os animais sejam criados de forma livre, alimentados em pastagens sem tratamento por pesticidas, com limitação no uso de medicamentos e excelentes condições sanitárias de abate. Tudo isto implica em aumento de custo de produção, tornando essas carnes produtos bem mais caros.

Se isto cria uma limitação pelo custo, a melhor solução é reduzir o consumo. A opção mais saudável é o consumo esporádico de carnes de melhor qualidade.

Quando você opta por produtos não-orgânicos para alguns vegetais e frutas ainda há a possibilidade de diminuição do teor de alguns pesticidas pela lavagem, mas na carne não existe essa chance. Você consome diretamente tudo aquilo que o animal recebeu como alimento ou medicamento e que foi se somando ao longo da vida dele.

Os cuidados com o processamento e refrigeração para preservar o produto são práticas integradas no comércio de carnes, sendo pouco provável que em grandes centros urbanos algum estabelecimento não siga corretamente as normas de conservação e integridade de embalagens, armazenamento e prazos para consumo. No entanto, não custa ficar atento. Qualquer acidente, como perda de temperatura de refrigeração de apenas alguns graus por poucas horas, pode ser suficiente para levar a uma infecção séria pela contaminação bacteriana.

Açougues e matadouros menores ou domésticos podem não ter animais convenientemente tratados no que se refere a contaminação por micróbios e vermes, uma atenção que deve ser redobrada em relação a suínos.

O preparo das carnes deve ser feito com muito cuidado, desde o manuseio em superfície livre de contaminações e a observação de temperatura adequada no transporte entre o local de compra e o de preparo.

As carnes devem ser ingeridas de preferência depois de completamente cozidas ou assadas. Cada vez que você come uma carne "sangrando" está se arriscando mais do ponto de vista sanitário.

Então carnes bem passadas são melhores? Depende do que você considerar bem passada.

Está muito bem estabelecida a relação entre a presença de substâncias que causam câncer e a alta temperatura de gorduras. Por isso, recomenda-se não utilizar gordura em frituras por longos períodos e também cuidados com a fumaça exalada em churrascos e fritadeiras de estabelecimentos de *fast-food*.

A fumaça derivada da queima da gordura é altamente carcinogênica e se impregna na carne que está acima dela. A melhor forma de evitar a ingestão desses carcinogênicos é comer carnes preparadas cozidas ou assadas, sem "torrar".

Quando for escolher o corte, pense que quanto menor o teor de gordura na carne melhor, e, por favor, nada de comer aquela tala larga de gordura que foi deixada junto da carne apenas para melhorar a maciez durante o preparo! Aquilo é um sinal de que você perdeu, além do juízo, o paladar para a carne e está buscando muita encrenca.

Entre as fibras de qualquer músculo, seja o seu ou do que você está ingerindo, há uma grande quantidade, mesmo que não visível, de gordura saturada e rica em colesterol. Cuidado para não se deixar enganar com o aspecto "magro" das carnes. Elas têm teores mais altos de gorduras do que qualquer feijão ou grão e quase a mesma proteína.

As carnes de cordeiro são mais gordas do que a bovina. A carne suína varia, dependendo do corte, sendo que o lombo suíno é muito semelhante ao contrafilé bovino, mas o pernil e bisteca tem teores bem maiores de gorduras, bem como de colesterol. Vale relembrar que gorduras de procedência animal são sempre saturadas na sua maior proporção, isso sem considerar o que é adicionado durante o preparo.

Miúdos são ainda mais carregados em teores de gorduras e de colesterol. Só para exemplificar: 100 gramas de fígado contêm 300 miligramas de colesterol, quantidade máxima diária permitida na dieta. E os assados sobre fogo aberto têm as mesmas preocupações com a impregnação de carcinogênicos advindos da queima das gorduras que pingam da carne na grelha.

Sobre o torresmo, é curto e grosso: gordura pura, frita até não poder mais, cheia de carcinogênicos.

Carne salgada do tipo seca, também tem mais gordura saturada e muito, muito, muito mais sal do que se deve comer na vida.

Considere também que as carnes não têm muitos dos nutrientes que existem nos vegetais e seu teor de fibras é mínimo. Esse conjunto de proteínas sem fibras, com baixa qualidade das gorduras, causa muita inflamação e danos no intestino e nas artérias, depósitos indevidos no cérebro e muita dor articular.

Nem sempre a proteína das carnes vermelhas é a de melhor qualidade, então repense seu consumo.

AVES

As aves são fontes proteicas populares pela sua facilidade de obtenção e menor custo. No entanto, pela demanda crescente e manejo em granjas superpopulosas, a forma de criação das aves acabou se tornando um problema de saúde. Como os problemas dessas granjas são bem conhecidos, vou passar diretamente àquilo que pode ser relevante para sua escolha ao comprar aves como alimento.

As carnes vermelhas das aves (coxa e sobrecoxas) têm mais gordura do que o peito, mas têm vitamina K2, a menaquinona, que é capaz de inibir a angiogênese (crescimento de novos vasos sanguíneos) e o crescimento de células de câncer de cólon e de próstata. Sua ação também está relacionada à interferência de criação de placas de colesterol nas artérias, sendo por isso indicada para quem precisa se proteger de doenças cardíacas, além de ser importante para a saúde dos ossos. A vitamina K2 é formada pela fermentação bacteriana no intestino e tem sua absorção muito prejudicada com a inflamação intestinal, em pessoas que utilizam antibióticos e as mais idosas. Comer as carnes vermelhas das aves pode ajudar nisso. Lembra da famosa canja de galinha? Ela é ainda melhor se for feita com as carnes vermelhas das aves.

A orientação geral para qualquer tipo de ave é comprar apenas de fontes orgânicas. Nem pensar em outra possibilidade, pois a quantidade de medicamentos utilizados nas granjas não orgânicas é proibitiva para o consumo de quem se preocupa com saúde.

O peito de frango grelhado, presença constante nas dietas de controle de calorias, precisa do mesmo cuidado no preparo que as carnes vermelhas. Se estiver torrado na grelha pode ter seu efeito prejudicado pela impregnação com carcinogênicos. E certamente não deve ser empanado ou frito!

Em geral, o filé de frango é uma boa fonte de proteínas e com menor teor de gorduras. Mas lembre-se, precisa ser orgânico! E nada daquelas versões de frangos *chester*, que são animais que foram selecionados geneticamente para se tornarem maiores na região do peito. Compre o frango orgânico e deixe estas outras opções para lá. Coma menos, mas de melhor qualidade.

O peru é uma carne lembrada e consumida apenas em épocas de festas ou nas versões de embutidos, o que é uma pena. Sua carne é boa fonte de proteínas e ainda com menores teores de gorduras quando comparada ao frango. Pense em incorporá-la mais frequentemente na sua dieta se a ideia é reduzir gorduras para melhorar a aterosclerose ou até mesmo para dietas de emagrecimento. Mas nem pense em comprar as carnes processadas! Estou falando de consumir a carne de peru de verdade e não os frios processados. Os processados você pode esquecer que existem.

Para quem quer ser exótico e não tem problemas com o bolso: a carne de avestruz é uma excelente escolha. É uma carne vermelha com mais proteína e menos da metade do teor de gordura de um filé mignon!

Se você apreciar os miúdos de aves, como coração e fígado, saiba que eles têm maiores teores de ferro, mas seu conteúdo de gorduras saturadas é muito alto. Só devem ser consumidos muito parcimoniosamente.

As demais aves como pato, pombo, codorna, faisão, que não são tão comuns na mesa dos brasileiros, também perdem feio em qualidade de nutrientes em relação ao frango. As carnes dessas aves têm maior teor de gordura entre as fibras e, além disso, há camadas espessas de gordura saturada sob a pele. Este é o tipo de carne que se come uma vez na vida para provar. Repetir só quando o cozinheiro for um chef excelente, que certamente vai saber aproveitar o melhor da carne, sem deixá-la uma sopa de gordura.

PEIXES

As melhores fontes de gorduras nobres – os ácidos graxos ômega 3 e 6 – são os peixes. No mundo antes da poluição dos mares e rios, os peixes podiam ser comidos sempre, sem qualquer restrição, e nos proviam de todo o conteúdo de ômega 3 necessário. Infelizmente vivemos em uma época em que nem tudo que há na natureza pode ser desfrutado sem preocupação.

Devido à poluição do mar e rios com dejetos industriais, existe nos oceanos uma grande carga de mercúrio, que impregna todos os elementos marinhos, fixando-se nos peixes em suas carnes e gordura. Quanto maior a quantidade de gordura existente no corpo do peixe, maior a sua concentração de mercúrio.

Os peixes mais ricos em ômega são peixes grandes, que se alimentam de outros menores. Dessa forma, eles incorporam em sua carne aquilo que está presente no ambiente que os cerca e também aquilo que recebem através da alimentação de peixes menores, potencializando o nível de mercúrio existente em seus tecidos. Se você come peixe uma vez por semana e é adulto, nada mais grave vai acontecer. Agora se você é mulher, está grávida, ou pretende engravidar, esse mercúrio pode ter sérias consequências no desenvolvimento do sistema nervoso do seu bebê. Então nada de peixes durante a gravidez e nem enquanto estiver amamentando. E para as crianças peixe só depois de 3 anos.

Para as mulheres que pretendem engravidar, parem de comer peixe por pelo menos uns 3 a 4 meses antes, que é o tempo que leva para o seu corpo se livrar completamente do mercúrio ingerido.

As melhores fontes de ômega 3 são o salmão, atum, truta, cavalinha e sardinha, anchova e arenque. Se você gosta de peixe e precisa de ômega 3, o melhor é ficar com as sardinhas, anchovas e arenques, que são peixes menores e não se alimentam de outros peixes, portanto tem menor nível de contaminação por mercúrio. Mas vamos às pegadinhas de cada um. Se você achar sardinhas ou anchovas frescas, ótimo! Prepare-as como quiser, mas sem ser na brasa. Melhor assá-las ou cozinhá-las.

Se fizer a opção pelas enlatadas esqueça as com molho de tomate: a quantidade de conservantes não vale a pena. Prefira as mantidas em sal ou em óleo comestível. Se comprar a em sal, escorra o máximo possível do líquido e não coloque mais sal na sua receita, pois já existe muito sódio na sardinha; se for em óleo, leia as letras miúdas para ter certeza de que não tem gordura *trans* nesse óleo, pois a maioria das empresas se refere aos ingredientes apenas como óleo comestível, o que não impressiona muito bem, não é? Provavelmente é um mix de todos os óleos que existem para consumo culinário, então por favor também escorra o máximo possível desse óleo.

Mas e quanto aos grandes peixes? Os que são aclamados como as maiores fontes de ômega 3?

O salmão consumido mais frequentemente no mundo é originário de criadouros chamados de fazendas, onde os animais são reproduzidos em larga escala. O lucro desse tipo de produção vem da venda dos peixes maiores, que devem receber nutrição farta e com custo baixo. A ração oferecida aos peixes no cativeiro é feita da carcaça de outros animais e peixes, ou de peixes menores, tudo com alto teor de mercúrio. O que torna a carne dos animais em cativeiro mais gorda e com menor teor de ômega 3, além de estar cheia de contaminantes. Se tiver que consumir salmão, prefira o chamado de selvagem, pescado livremente nos mares. Nos rótulos você encontra esta informação, mas esteja preparada para a diferença no preço.

Quanto ao atum, existem duas espécies: um bem grande, que se encontra nos restaurantes como iguaria, e um outro, menor, que por ser tão pequeno se alimenta de peixes ainda menores e de pequenos crustáceos e plantas. Estes são pouco produtivos para a indústria e são destinados quase que exclusivamente a serem enlatados. Então pode ser interessante buscar nas latinhas um pouco da fonte de ômega 3. Vamos aos pontos de atenção na escolha. Se o atum estiver conservado em água e sal, já sabe, tem muito sal e precisa ser escorrido, senão lavado, para reduzir o teor de sódio.

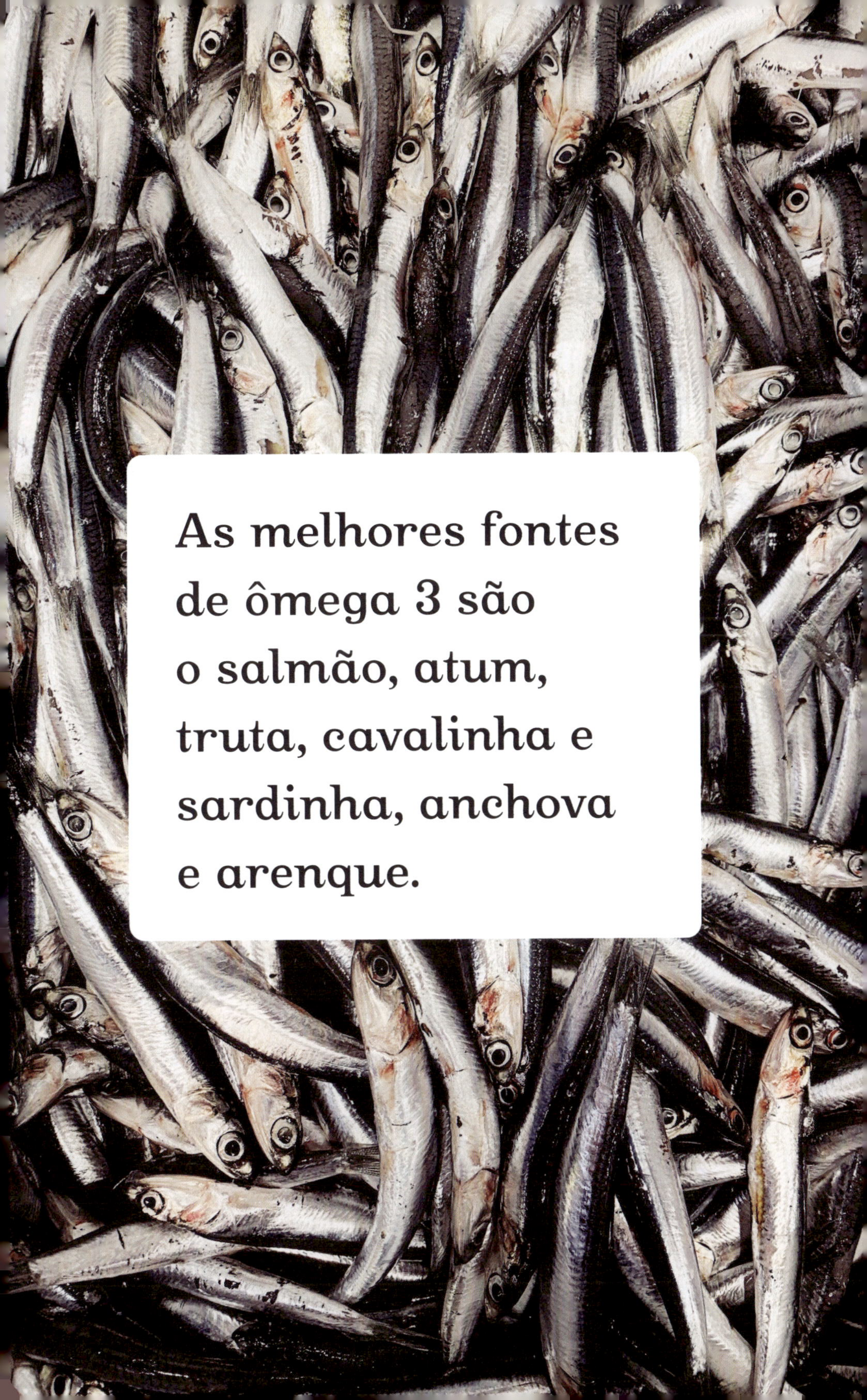

As melhores fontes de ômega 3 são o salmão, atum, truta, cavalinha e sardinha, anchova e arenque.

Ainda assim, nada de acrescentar mais sal na receita. Se for conservado em óleo comestível, verifique que óleo é este, que não pode ser hidrogenado.

A tilápia, ou Saint Peter, peixe largamente apreciado por sua carne macia, tem uma quantidade de ômega 6 muito mais alta que de ômega 3. Sendo assim, não deve ser sua primeira escolha se o objetivo for aumentar a fonte de ômega 3 para reduzir processos inflamatórios e auxiliar no tratamento de tumores. Melhor optar pelas sardinhas.

Além disso, a tilápia é criada em cativeiro e recebe hormônios para crescer mais. Este tipo de criação causa sérios transtornos ambientais (que não tenho competência para comentar), mas o fato de serem alimentados com rações a base de milho e cereais com os reversores hormonais não me agrada como uma opção saudável.

CRUSTÁCEOS E FRUTOS DO MAR

Os crustáceos e frutos do mar tem boas concentrações de ômega 3, mas não tão grandes como as dos peixes. Muitas pessoas também se preocupam com a informação de que eles contêm muito colesterol em sua composição. Existe um teor de colesterol nos frutos do mar, mas que ainda é bem menor do que o encontrado nas carnes vermelhas, aves e ovos.

As ostras e lagostas estão entre as maiores fontes de zinco, cobre, selênio e iodo, além de vitaminas do complexo B. Zinco e cobre são minerais de difícil obtenção na dieta convencional e são necessários na produção de hemoglobina, proteína que transporta o oxigênio dentro dos glóbulos vermelhos. O zinco e o cobre são essenciais também na formação do colágeno — a proteína que dá sustentação da pele, tendões e ligamentos, e diretamente envolvida na cicatrização de feridas.

O grande problema com os crustáceos e outros frutos do mar é o seu frescor e a sua fonte de obtenção, pois como vivem em regiões costeiras podem estar próximos a locais de despejo de esgotos e resíduos industriais. A presença desses dejetos próximos ao meio em que vivem, além do mercúrio nos oceanos, pode contaminar a carne desses crustáceos.

Alguns desses crustáceos podem ser criados em cativeiro e, diferentemente dos peixes, não precisam ser alimentados com rações. A "fazenda" de ostras pode ser uma fonte segura de aquisição do produto. O mesmo vale para mexilhões e mariscos. Camarões e lagostas são criados em fazendas com alto dano ambiental, com a adição de corantes e de agentes químicos à água para impedir o ataque às larvas. A melhor tática em relação ao consumo de frutos do mar é comer mais ostras, mexilhões e mariscos e deixar camarões e lagostas para um consumo bem esporádico.

Uma pena que a contaminação nos prive de tantos alimentos que podem trazer benefícios incríveis. Um certo refúgio, pelo menos por enquanto, são as lulas. Pescadas artesanalmente, ainda não se descobriu nada que possa desabonar a segurança desses moluscos como alimento. Além da carne, a tinta da lula apresenta vários benefícios e é usada para corar risotos e massas na culinária mediterrânea. A tinta é carregada de bons nutrientes – antioxidantes, antiangiogênicos, protetores de células tronco e imunoestimulantes. Sua ação também protege a microbiota intestinal, preservando as bactérias boas, mesmo em situações bem críticas como durante quimioterapia para o tratamento de câncer.

Há alguns anos surgiram produtos de carnes de siri e caranguejos processados em forma de um pequeno cilindro, chamados de *kani*. Inicialmente eram importados do Japão, onde sua produção é milenar. Hoje já se tem a versão nacional. O consumo de *kani* teve a sua moda, por conter proteína em quantidade, mas o seu preparo contém, além da carne de caranguejo ou lagosta que dá origem ao *kani*, outros ingredientes como amido de trigo, ovos, açúcar, sal e glutamato monossódico, que é um realçador de sabor. O *kani* é um produto ultraprocessado e você precisa evitá-lo.

LEITES, IOGURTES E CREME DE LEITE

A propaganda aponta o consumo de leite como um alimento maravilhoso, mas precisamos ficar atentos ao marketing da indústria alimentícia.

Leite é maravilhoso quando é vindo da mãe no aleitamento de seus bebês. Esse é insuperável em benefícios. Mas o restante precisa ser examinado com um pouco mais de cautela, pois nem tudo é verdade para todos.

No início da vida, temos na mucosa intestinal uma enzima chamada lactase, que é responsável pela digestão em partes menores do açúcar do leite, a lactose. Somente 5% da população mantém no intestino a enzima lactose depois da idade de 5 anos. Dependendo de características individuais, as crianças podem já sentir desconforto com a ingestão de leite a partir dos 3 anos. Depois da fase de aleitamento exclusivo, a criança precisa aprender a comer – comida de verdade, de acordo com suas possibilidades de digestão e mastigação – e, por isso, se começa com frutas macias e depois legumes, verduras e finalmente grãos. Nada de açúcar ou sal! Comida de verdade sempre!

Em quantidades pequenas, quando o leite é usado no preparo de alguma receita, a maioria das pessoas consegue tolerá-lo, mas quando ele se torna presente em tudo e em quantidades enormes fica difícil o corpo aguentar. Eu prefiro guardar minha porção para comer um belo chocolate!

O leite é nutritivo, porém não pode ser a base de uma dieta do ser humano adulto. Ele pode ser saboreado para quem não tem desconforto com isso, mas não é alimento completo para crianças ou adultos.

Na dieta ocidental, ingerimos muito mais leite do que em qualquer tempo anterior, mas parece que tomar leite virou o filme de terror dos nossos tempos.

Por que de repente todo mundo passou a ser intolerante à lactose? Será que há cinquenta anos existiam tantas pessoas intolerantes? Provavelmente esse diagnóstico não era nem conhecido.

A intolerância à lactose é a hora em que o seu corpo grita para se fazer entender, mas o problema começa muito antes. Vamos entender melhor essa questão.

A absorção de nutrientes pelo intestino é o que garante a nossa energia para que possamos sobreviver. A natureza forrou nosso intestino com uma grande superfície mucosa. Tão grande quanto o tamanho de um estádio de futebol. Extensa, mas muito delgada, apenas com uma camada de células para facilitar a passagem dos nutrientes do intestino para a corrente sanguínea. A função dessa mucosa é ser uma barreira entre o está dentro do tubo digestivo e os vasos sanguíneos. Quem ajuda a mucosa do nosso intestino a se manter forte, e também restringe o crescimento de bactérias nocivas, são as bactérias boas. Essas bactérias ajudam a digerir algumas porções maiores de nutrientes para facilitar sua absorção. Nessa camada de mucosa é que temos a enzima lactase, que digere a lactose.

Imagine a mucosa como um tapete e pense o que aconteceria se várias vezes por dia você fosse derramando solventes sobre ele. No início, você até consegue socorrer e não deixa manchar o tapete, mas depois de vários anos fazendo o mesmo desaforo, várias vezes ao dia, esse tapete estará todo gasto e deixará passar tudo por ele. Deu para ter uma ideia do que é o estrago de comidas processadas, açúcares, conservantes e mais tudo o que ingerimos sem saber? É isso o que se chama de intestino permeável ou *leaky-gut*.

Se você destruir isso o tempo todo, é fácil imaginar que logo não vai ter mais enzima, não vai mais ter bactérias boas e ainda vai estar com o intestino todo machucado e sensível. E de quem é a culpa? Da lactose?

Quando você começa a perceber o desconforto a coisa já está bem avançada. Para se recuperar vai ter um trabalho e tanto, a começar por retirar todo o leite e laticínios da dieta. E, principalmente, vai ter que retirar toda a imensa quantidade de processados e açúcares. Caso contrário, vai continuar com o intestino machucado e vai se tornando intolerante a outros alimentos também!

Uma situação comum, das pessoas não sabem disso, é procurar apenas substituir o leite por outros leites vegetais. Se for comprar um leite vegetal processado, que está cheio de açúcar, também não vai adiantar nada. Há uma pequena melhora dos sintomas, mas a doença do intestino continua lá.

Em relação ao leite, preciso comentar também uma questão ligada à caseína, que é a proteína do leite. Existem várias raças de vacas leiteiras. Há muitas centenas de anos, uma parte das vacas da região do norte europeu sofreu espontaneamente uma mutação genética, passando a produzir o leite com uma proteína diferente da original. Como isso só foi descoberto mais recentemente com a ciência moderna, as vacas que tiveram essa mudança foram chamadas de A1 e as que continuaram iguais foram chamadas de A2. As vacas do tipo A2 continuaram a fazer o mesmo tipo de caseína que sempre fizeram e que é de uma digestão bem mais fácil. Essas vacas são as que existem na região da Europa mais próxima ao Mar Mediterrâneo. Por isso o leite da Suíça, do norte da França e Itália é bem diferente do que se toma no resto do mundo.

E por que se cria vacas do tipo A1 em vez de só criar vacas A2? Porque as primeiras dão muito mais leite. Só por isso. Agora entendeu por que o chocolate suíço é melhor? Porque tem leite de melhor qualidade. Simples assim.

Se você quiser tomar um leite mais fácil de digerir, comece a procurar por produtos que sejam feitos com leite de vacas A2. Além disso, preste atenção nos seguintes pontos. Leite para consumo deveria ser sempre orgânico. Se uma vaca está pastando em uma região pulverizada de fertilizantes, imagine o que essa pobre vaca vai expelir no leite? Então quando for escolher o leite, além da vaca ser feliz como dizem as propagandas — não consigo imaginar como avaliam a felicidade das vacas —, elas também têm que ser alimentadas ou pastar em áreas orgânicas. Caso contrário, você estará ingerindo contaminantes plásticos e pesticidas além de ter que lidar com a lactose e caseína.

Para você que está na fase de intolerância se sentindo excluída do mundo por ter que abdicar do leite, vá sem medo para as opções vegetais. De novo, não tenha pressa ou preguiça de ler os rótulos, pois muitos leites processados têm açúcares para melhorar o sabor e aumentar a sua durabilidade. Na dúvida, compre as sementes ou grãos e tente fazer o leite em casa. Não é preciso mais do que água, o grão escolhido e um liquidificador. Existem milhares de vídeos e receitas na internet. A economia também será brutal. Vale a pena deixar a preguiça de lado. Eles duram bem na geladeira, eu só tomo leite de vaca muito raramente, como ingrediente em alguma receita.

E os iogurtes, como ficam? Se você tiver só problema com a lactose e não com a proteína, pode ficar sossegado. Os iogurtes, coalhadas e queijos são feitos com a adição de bactérias para talhar o leite. Essas bactérias digerem a lactose, então você pode ingerir esses produtos sem preocupação. De novo a questão de ler o rótulo: pode haver a mistura de leite com o iogurte e estes não servem para você.

Mesmo não tendo lactose, muitos dos iogurtes, tanto os naturais quanto os com sabores — você deveria ignorar a existência daqueles com sabores —, têm açúcar adicionado aos montes ou, pior, adoçantes artificiais. Adoçante mata a sua microbiota, provoca cólicas e produz muitos gases, porque interfere com as bactérias boas do intestino.

Outro ponto a ser observado é a quantidade de gorduras do leite. A gordura é que dá a consistência mais cremosa aos laticínios e queijos. Fique atento às quantidades se você tiver risco para doenças cardiovasculares ou estiver querendo perder peso. As gorduras do leite e laticínios são na sua maior parte saturadas, algumas boas, mas as quantidades variam bastante.

Então as versões zero-gorduras dos iogurtes e coalhadas são melhores? Não mesmo! Quando a gordura é retirada de um produto, é necessário acrescentar algo para que ele mantenha uma consistência cremosa mais agradável para o consumo. A maneira de fazer isso é adicionar amidos, que agora você já sabe que são grandes cadeias de açúcares ou outras substâncias químicas espessantes, que não são boas para você que busca uma alimentação saudável.

Se encontrar versões semidesnatadas sem açúcares ou espessantes fique com essas; senão, use as versões integrais com mais moderação. E para dar algum gosto de fruta, use a fruta de verdade. O sabor é muito melhor. Se quiser melhorar ainda mais, acrescente aveia que é ótima para impedir a absorção de uma boa parte da gordura e ainda ajuda a sua microbiota a ficar mais feliz.

Você pode estar se perguntando e a proteína? Como fica? E o *whey-protein*, que é a proteína do soro do leite completamente purificada?

Primeira informação: se você teve ou está se tratando de um câncer, jamais tome *whey-protein* e reduza muito o seu consumo de leite e laticínios pois alguns aminoácidos existentes nas proteínas do leite são estimuladores do crescimento de células tumorais.

Proteínas quando ingeridas também liberam insulina depois de serem absorvidas. E insulina produz inflamação que trava o uso de gorduras dos adipócitos. Quer reduzir sua gordura tomando *whey-protein* antes de treinar? Não vai conseguir mesmo...

Proteínas animais são mais inflamatórias do que as vegetais. Elas provocam o aumento de massa muscular, mas também aumentam os músculos por inchaço! Inflamação! E como a inflamação acontece também em tendões, ligamentos e articulações é fácil entender por que tanta gente que treina e toma *whey* para aumentar músculos acaba por ter tendinites, rupturas ligamentares e bursites.

Se você tem a necessidade emocional de comprar algumas coisas para suplementar seus treinos, que tal ir para *hommus* e feijão? Ou as proteínas de fonte vegetal? Os "*whey*-veganos"? Mas sempre cuidado com a dose. Atente às proporções e quantidades de aminoácidos, pois existe a necessidade de um equilíbrio de ingestão de tipos de aminoácidos para não desencadear doenças.

Se você quer suplementar sua alimentação por ser um atleta de maior performance, o caminho é procurar a orientação de uma nutricionista e siga as quantidades e cardápios religiosamente. Se você não está treinando para as olimpíadas, acho que é bem mais gostoso ter a liberdade de escolher o que vai jantar e deixar os suplementos de lado.

Ainda não se convenceu? Alguma vez já viu trabalhadores braçais do campo ou de populações sem acesso financeiro a leite e carnes sofrerem com tendinite ou terem que parar por lesão ligamentar? Você pode até dizer que eles não têm a opção de parar, mas o fato é que em pronto-socorro de hospital público você pode ver um monte de fraturas, hérnia de disco, mas lesão ligamentar só se for por futebol...

Vamos falar um pouco sobre leite de outros animais como a cabra, ovelha e búfala.

Existem alguns mitos sobre estes tipos de leite, especialmente o que diz que o leite de cabra é mais forte do que o de vaca. Isso é um engano. Na verdade, ele tem apenas substâncias que intensificam o seu sabor e por isso foi erroneamente interpretado como sendo mais "forte".

Precisamos separar alguns pontos importantes para a análise do tipo de leite mais indicado para o consumo. Se você pensar em qual leite se parece mais com o humano para alimentar uma criança, este leite é o de vaca. O perfil dos aminoácidos do leite de vaca é o melhor para o consumo humano.

O melhor para os bebês é indiscutivelmente o aleitamento materno e ponto final. Não vou falar aqui sobre particularidades da substituição do leite humano pelo de vaca. Mas se precisar mesmo mudar, isso deve ser orientado por um pediatra de acordo com cada criança.

Depois de crescidinhos e amadurecidos temos necessidades diferentes.

Todos os leites animais têm lactose, inclusive o leite humano. Então se você está intolerante a esse açúcar, terá que retirar todos os leites animais da dieta por uns tempos. Existem enzimas que digerem a lactose e podem ser usadas em situações em que você não tem controle sobre o que vai comer, mas não me parece muito lógico se entupir de leite sabendo que faz mal e correr para tomar pílulas mágicas. Comparando essa atitude com um chute na canela, você pode até usar um anestésico para não sentir a dor da pancada, mas o hematoma e o estrago vão continuar lá...

Existem ainda a alergia, intolerância e sensibilidade à caseína, que são situações médicas distintas, mas todas se referem ao tipo de proteína do leite. O leite de cabra e o de búfala não contêm caseína, podendo ser uma alternativa para o leite de vaca.

Só o cuidado em relação ao consumo de laticínios, em especial as *mozzarellas*, leia sempre os rótulos para ver se não houve mistura de leite de vaca com os demais para aumentar o rendimento do produto.

O leite de ovelha não é encontrado facilmente para consumo, pois seu teor de gordura e de proteína é muito mais alto do que os demais, sendo direcionado quase totalmente para a produção de queijos, onde é altamente vantajoso. Em relação à quantidade de proteína, o de ovelha é bem maior do que os demais e muito mais gorduroso.

O leite de búfala, vaca e cabra estão muito próximos em quantidades de proteínas, mas o leite de vaca tem mais aminoácidos essenciais. Então se você for substituir o leite de vaca, vai precisar da ajuda de um nutricionista para construir um cardápio que forneça os aminoácidos necessários complementares. Dá para fazer isso sozinho, sem ajuda? Dá, mas é bem trabalhoso calcular estas quantidades para evitar carências, tendo em vista o quanto sua dieta estiver dependente do leite.

E, finalmente, a gordura de cada tipo de leite. O leite de ovelha e o de búfala são bem mais gordos do que o de cabra e o de vaca, quase o dobro da quantidade. Por isso são tão usados para a produção de queijos, especialmente as deliciosas *mozzarellas*. Se você tem problemas cardiovasculares ou precisa perder peso use a sua cota de gorduras para os queijos e deixe esses leites de lado.

O leite de cabra, apesar de ser um pouco mais gordo que o de vaca, pode ser apropriado para algumas situações. A sua gordura é composta por ácidos graxos de cadeia curta que favorecem o controle de triglicerídeos. Ácidos graxos de cadeia média, que são importantes para o controle dos lipídeos sanguíneos e redução da inflamação, também estão presentes em maiores quantidades, tornando o leite de cabra de digestão mais fácil.

Para o adulto que busca a reposição de cálcio, cuidado na escolha, pois se de um lado o leite de búfala tem maiores teores do mineral, de outro é muito rico em gorduras saturadas não tão boas. A melhor opção nesse caso é buscar fontes vegetais de reposição de cálcio que, além dele, ainda têm outros minerais importantes para que o cálcio se fixe nos ossos e dentes.

E, finalmente, o creme de leite, que é a gordura do leite, quase toda saturada. Em latas ou embalagens de papel, tem conservantes adicionados para preservar seu frescor. Cá entre nós, você não precisa disso. Se for mesmo utilizar, prefira a versão do creme de leite fresco, em mínima quantidade possível, só para um gostinho numa receita. O creme azedo tem algumas bactérias a mais que podem ser úteis para o seu intestino.

Aqueles cremes de chantilly em spray? Me recuso a comentar. Aquilo é uma poção química comestível, não é alimento. Pena que não lembro de quem ouvi essa frase...

QUEIJOS

Este capítulo poderia se transformar numa enciclopédia, pois o mundo dos queijos tem uma variedade colossal de preparos, texturas, matérias primas e tipos. O intuito aqui, no entanto, é trazer informações que ajudem você a decidir o que é melhor para a sua necessidade. Então vou tentar simplificar ao máximo.

Queijos são feitos a partir do leite misturado com o que se chama de cultura, que nada mais é do que um caldo de boas bactérias ou fungos (mofo) que digerem os açúcares do leite e levam à separação do soro da sua proteína e gordura. Por isso quase não há lactose no queijo, para alegria de quem tem intolerância à lactose. Apenas os tipos de queijos bem macios e frescos podem ter ainda alguma lactose residual, mas que também não costuma causar muito desconforto, já que as bactérias contidas no queijo ajudam na sua digestão.

A separação da gordura e da proteína do soro do leite dá origem a muitos tipos diferentes de combinações. Alguns queijos como o *cottage* são feitos a partir do soro, fervido para soltar o restante da proteína existente. Outros são feitos depois de separada a nata para produção de manteiga e só então se separa a proteína do soro, como na ricota, que acaba tendo baixo teor de gordura. Queijos brancos cremosos como o *cream cheese* são bem gordurosos, e o mascarpone pode chegar a ter 75% de gorduras na sua composição. Portanto a cor não é um bom parâmetro para se avaliar o teor de gorduras de um queijo.

A cor se relaciona muito mais ao tempo de maturação e curagem de um queijo. Quanto mais a massa é mantida sob pressão para drenar todo o seu conteúdo líquido, mais a cor fica amarela. Alguns queijos têm os mofos injetados em seu interior, dando o aspecto de película azul. Outros têm as culturas adicionadas e formam uma camada branca do mesmo fungo que deu origem a penicilina.

As variedades também se referem ao tipo de leite usado para se fazer o queijo. Alguns são feitos exclusivamente de leite de ovelhas, como o Roquefort, e outros são feitos a partir do leite de cabra ou búfala, todos eles com mais teor de gordura do que o leite de vaca.

O queijo fresco Minas, o catupiry e o queijo prato são criações brasileiras. Como conserva muito do seu teor de água, o queijo de Minas fresco tem uma proporção menor de gordura no seu peso. Já o queijo prato e o catupiry têm teores mais elevados de gorduras. O catupiry, que é um requeijão cremoso, é feito com creme de leite adicionado para deixá-lo bem macio, bem mais gorduroso também. Mas estas são apenas curiosidades sobre o processamento e entendimento da importância de ler os rótulos.

Os queijos têm praticamente só gorduras saturadas e poucas dentre elas são protetoras e anti-inflamatórias. A maior parte requer cuidado na quantidade ingerida. Já a proteína é ótima e por isso os queijos não devem ser simplesmente excluídos da alimentação. Alguns queijos feitos com fungos são benéficos para a microbiota, ajudando a alimentar esse conjunto de bactérias protetoras responsável pela manutenção do nosso equilíbrio.

O grande problema com os queijos, além de ser difícil parar de comê-los (eu adooooro!!!), é que muitos produtores misturam tipos de leites diferentes ou outros aditivos para baratear a produção. Então desconfie sempre que o preço estiver baixo demais para o tipo de queijo.

O consumo de pequenas quantidades de queijos *gouda*, *edam* e *emmental* foram relacionadas a uma diminuição do risco de câncer de pulmão e de próstata pela maior síntese e absorção da vitamina K2, produzida pelas bactérias boas do intestino. Outros queijos como o *parmigiano reggiano*, *cheddar* e *camembert* introduzem bactérias saudáveis na microbiota, ajudando a mantê-la equilibrada e saudável.

Cuidado com o queijo ralado. Como o verdadeiro queijo parmesão é bem gorduroso ao ser ralado, ele pode se empelotar novamente dificultando o seu espalhamento sobre os pratos. Para evitar isso, os fabricantes passaram a utilizar um pequeno truque, que consiste em misturar farinha de trigo ao queijo ralado para mantê-lo com aspecto solto. Farinha é amido e já tem os seus aditivos, você não precisa pagar isso a peso de queijo, não é? Compre o pedaço do queijo e rale você mesmo em casa.

Cuidado quando comprar queijo fresco de fábricas de fundo de quintal. Um bom produtor, mesmo que de pequeno tamanho, sempre se preocupa com a contaminação indevida do leite, em especial nos queijos frescos, que não são fervidos. O leite e/ou queijo devem ser pasteurizados para garantir que não haja a invasão de outros tipos de bactérias na sua fabricação. Existem muitos produtores domésticos que não conseguem seguir toda uma rotina de processos para isentar o produto de riscos e isso pode levar a quadros sérios de intoxicação. Existem muitos produtores pequenos que têm excelentes produtos, com todo o cuidado no processo. Preste atenção ao símbolo de inspeção fiscal que deve constar na embalagem ou no certificado do produtor.

Coma sempre o queijo que quiser, mas lembre-se de moderar a porção caso tenha problemas cardiovasculares ou tenha problemas relacionados aos níveis de colesterol.

VALE A PENA PARTIR PARA QUEIJOS VEGETAIS OU VEGANOS?

Os queijos veganos são feitos a partir da mandioca, soja, grão-de-bico, em muitas combinações de elementos para simularem a textura dos queijos animais. Se você é adepto da dieta vegana já consegue encontrar vários produtos no mercado que podem suprir o uso do queijo tradicional, mas é preciso ficar de olho nos rótulos para evitar o uso de gorduras vegetais hidrogenadas, grandes quantidades de sódio e excesso de carboidratos refinados como farinhas utilizadas para dar a liga dos ingredientes.

Se você busca queijos ou pastas de aperitivos veganos por achar que são mais saudáveis e por querer reduzir seus níveis de triglicérides e colesterol é preciso cuidado em dobro com os ingredientes, pois muitas vezes a troca pode até ser pior.

Minha sugestão final para quem precisa driblar problemas cardiovasculares: coma queijo moderadamente — eu sei o quanto isso é doído de ler!

Prefira ricota ou queijo Minas para um consumo mais "magro". Use queijo parmesão de verdade para ralar sobre seus pratos e de quando em quando saboreie, preferencialmente, os queijos mofados — brancos como *camembert,* ou azuis como o gorgonzola, *Stilton* e *Roquefort*. E deixe uma folga para a pizza, claro!

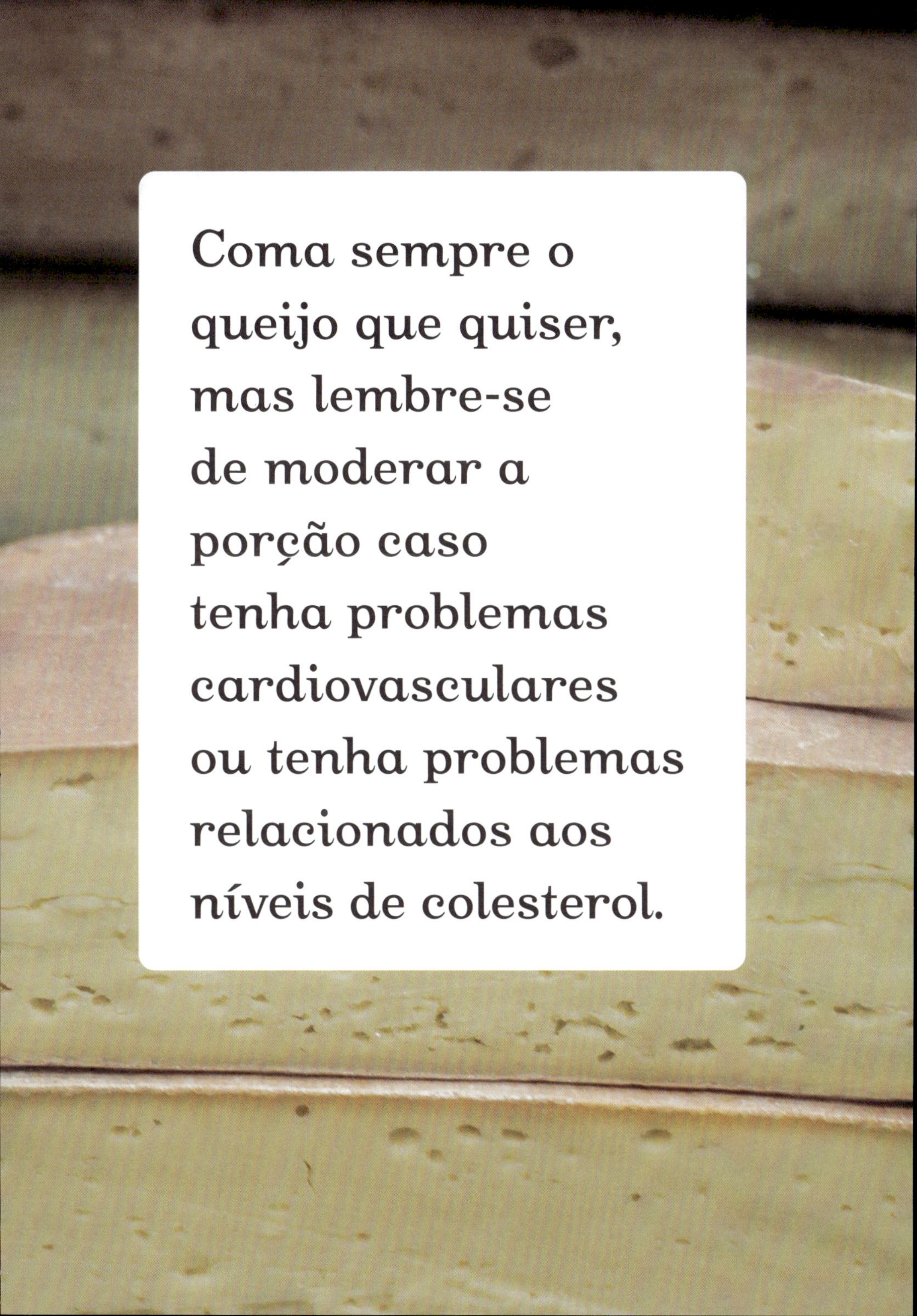

Coma sempre o queijo que quiser, mas lembre-se de moderar a porção caso tenha problemas cardiovasculares ou tenha problemas relacionados aos níveis de colesterol.

MANTEIGAS X MARGARINAS

A manteiga é composta praticamente só de gordura do leite. A maior parte dessa gordura é saturada e, por isso, a manteiga tem consistência firme à temperatura ambiente. Uma pequena parte dessa gordura saturada é formada por ácidos graxos de cadeia curta, sendo que um deles, o ácido butírico é capaz de reduzir a inflamação no trato digestivo de pacientes com doença intestinal inflamatória (doença de Crohn).

Não se assuste se você ler ou ouvir que a manteiga tem algumas gorduras *trans* na sua composição. Uma dessas gorduras é o CLA — sigla em inglês para o nome do ácido linoleico conjugado, que tem sido pesquisado por conta de vários benefícios na proteção contra desenvolvimento de tumores e até mesmo para perda de peso. No entanto, os mecanismos ainda não estão completamente esclarecidos e o uso do CLA em dose maior pode na verdade causar um dano no metabolismo.

Por que eu fiz questão de falar de gordura *trans* aqui, se a quantidade é tão pequena e os benefícios ainda são estudados? Porque as gorduras *trans* podem ser bem diferentes e muito prejudiciais se forem aquelas da margarina.

A margarina surgiu a partir de tentativas da indústria alimentícia de criar um substituto da manteiga, quando se descobriu que gorduras saturadas poderiam levar a doenças cardíacas como infarto.

Os óleos vegetais são compostos por muitas gorduras boas, mas que são fluidas à temperatura ambiente. A indústria alimentícia elaborou um processo chamado hidrogenação, que possibilitou a criação da margarina ao tornar os óleos vegetais sólidos em temperaturas mais baixas. Quem já for mais andado na vida vai lembrar das propagandas que diziam que a margarina tinha vantagens para a saúde e ainda não endurecia na geladeira.

O processo de hidrogenação cria gorduras *trans* de origem vegetal. Com o passar dos anos se verificou que essas gorduras *trans* vegetais são muito piores para a saúde do que qualquer outro tipo de gordura. Mas aí a ideia de que a margarina era um alimento melhor do que a manteiga já estava impregnada pela propaganda massiva que foi feita. Até hoje a margarina é vendida como sendo uma escolha saudável.

A questão é relacionada também ao custo. O óleo vegetal é muito mais barato do que a gordura animal que dá origem à manteiga. Mais recentemente, os fabricantes, ao perderem parte dos seus consumidores, inventaram novos processos de hidrogenar a gordura vegetal e depois desfazer o processo com aditivos químicos, que reduzem a proporção de gorduras *trans*. Ainda não se sabe das consequências disso para a saúde. Por isso não se arrisque e ao ler no rótulo as expressões gorduras hidrogenadas, gorduras parcialmente hidrogenadas, óleos vegetais hidrogenados, tenha a certeza de que estará fazendo melhor coisa em deixar o produto na prateleira.

MANTEIGAS VEGETAIS

A única manteiga vegetal sólida e estável em temperatura ambiente é obtida a partir do cacau pela extração de gordura de suas sementes. O produto, pelo seu conteúdo de tipos de gorduras, é pouco apropriado para o uso em alimentos e é um excelente ingrediente da indústria de produtos de beleza e cuidado pessoal.

O que se convencionou chamar de manteigas vegetais são pastas feitas a partir de sementes oleaginosas. A trituração as transforma em pastas com textura próxima à da manteiga, sendo utilizadas para passar no pão ou como ingrediente em receitas diversas. São mais utilizadas as manteigas do coco, amendoim, amêndoa, avelã, e outras feitas a partir de sementes também podem ser encontradas, como soja e gergelim (que é mais conhecida como tahine).

Essas manteigas são muito saudáveis, compostas das fibras das sementes trituradas e de gorduras poli-insaturadas, as gorduras boas.

O cuidado ao se comprar estas manteigas encontra-se na forma como são preparadas para o mercado. A maioria dos produtos acaba sendo combinada com outros óleos e açúcar para torná-las ainda mais firmes e saborosas, mas anulando os benefícios existentes. Procure sempre comprar as manteigas feitas com um único ingrediente, a semente que lhes deu origem.

Só por curiosidade: a manteiga de amêndoa deu origem ao marzipan quando misturada com muito açúcar, e a manteiga de avelãs, já conhecida desde as guerras de Napoleão, era misturada ao chocolate para dar energia às tropas. Daí nasceu o chocolate Gianduia e a famosa e universal Nutella. Se você for um dos fanáticos por Nutella, faça a sua com a receita original. As industrializadas são puro açúcar e aditivos.

GHEE

A *ghee* é a manteiga aquecida e purificada de todo o resíduo restante de proteína e lactose. Dessa forma resta apenas a parte de gorduras, o que permite o seu uso por aqueles que sofrem de alergias ou intolerância a laticínios.

No Brasil é chamada de manteiga de garrafa e vendida em feiras livres no Nordeste do país, onde é ingrediente de vários pratos típicos.

A manteiga *ghee* tem sido propagandeada como capaz de exercer muitos benefícios em termos de saúde, mas com exceção de poder ser consumida pelos pacientes que têm intolerâncias alimentares ou alergias à proteína do leite, não se confirmaram até o momento outros benefícios que não os da ingestão da manteiga comum.

OVOS

Os ovos são ótimas fontes proteicas, de vitaminas e gorduras boas. Contêm boa quantidade de carotenos, os pigmentos amarelos que previnem a degeneração macular. A gema é uma excelente fonte de ômega 3 e 6, mas também tem um alto teor de colesterol, então maneire na quantidade. Lembre-se de que os ovos fazem parte de muitas receitas, então não dá para sair comendo à vontade se você tiver um risco maior de doença cardiovascular, câncer de próstata e doenças no fígado.

Os ovos têm que ser orgânicos. Se há um investimento que é imprescindível é esse, você vai pagar para preservar sua saúde. Todo e qualquer medicamento ou produto que for adicionado à ração das galinhas será diretamente incorporado aos ovos, e hormônios e antibióticos com certeza estão presentes nos ovos não orgânicos. Então aqui é preciso investir um pouco mais na compra.

Os ovos são uma fonte importante de algumas substâncias necessárias para a manutenção da saúde, como boas quantidades de vitaminas e de uma substância chamada colina, cuja ausência pode desencadear doenças graves. No entanto, essa mesma substância, pode ser ainda pior quando em excesso, levando à inflamação dos tecidos e aumentando riscos de infarto, acidente vascular cerebral e proliferação de tumores. Isto levou até uma certa campanha contra o consumo de ovos, mas a verdade é que os indivíduos analisados também consumiam grandes quantidades de carnes vermelhas e de aves.

O curioso é que veganos, que obtêm a colina de fontes puramente vegetais, parecem não sofrer nenhum dos efeitos nocivos da sua presença nos tecidos. Resultados de pesquisas publicados em agosto de 2019, fresquinhos, mostraram o efeito protetor da dieta baseada em vegetais sobre os efeitos inflamatórios da ingestão de alimentos vegetais ricos em colina, como brócolis, feijão, cogumelos, quinoa e amendoim. Ou seja, o próprio vegetal que é rico em colina já tem na sua composição outros itens que protegem de ações indesejadas. A natureza sabe bem mais o que faz do que a humanidade.

A palavra-chave aqui é a moderação. Se você for daqueles que quer ingerir muitos ovos para ter uma dieta rica em proteína,

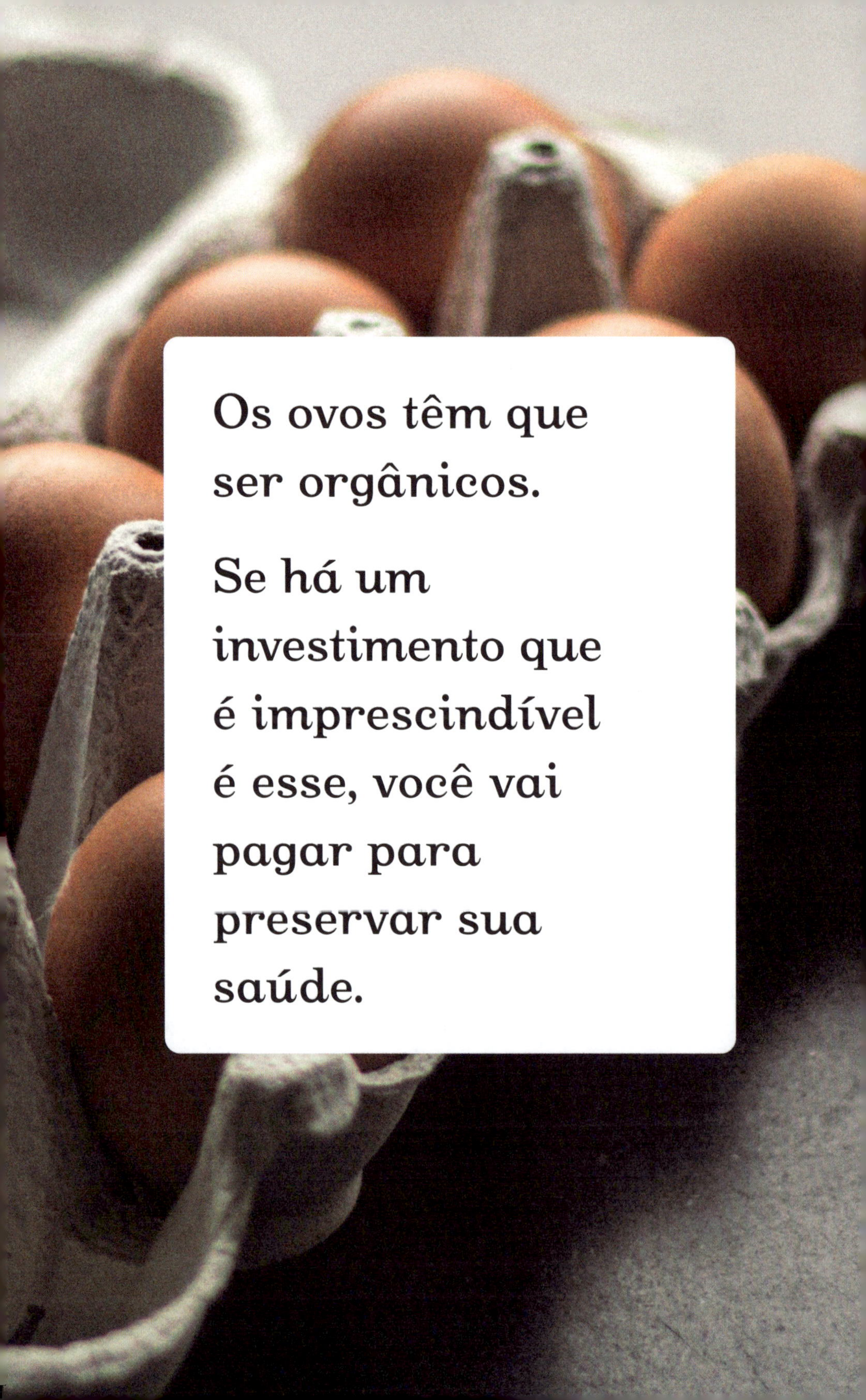

Os ovos têm que ser orgânicos.

Se há um investimento que é imprescindível é esse, você vai pagar para preservar sua saúde.

melhor repensar a estratégia. O consumo moderado de ovos, algo entre 5 ou 6 por semana, parece proporcionar apenas o lado benéfico, desde que associado a uma dieta equilibrada e sem outras fontes de gordura animal.

Vou repetir o mantra: quanto menos você criar estresse para o seu corpo, fazendo com que ele tenha que se proteger de danos causados por alimentos processados, mais vai sobrar espaço para você comer ovos ou outros alimentos de origem animal, sem sofrer maiores danos. Para quem não consegue abandonar os ovos na dieta, restrinja seu consumo para no máximo 1 a 2 ao dia, 3 vezes por semana (incluindo os que vão em receitas diversas) e sempre que o fizer capriche nas verduras e frutas acompanhando.

Apenas como sugestão: estudos comprovam que o consumo de sementes de linhaça é capaz de melhorar a gravidade de doenças cardiovasculares, mesmo em pessoas que ingerem proteínas animais moderadamente. Quem sabe você não cria uma receita boa de omelete a partir dessa informação?

Outros produtos funcionais

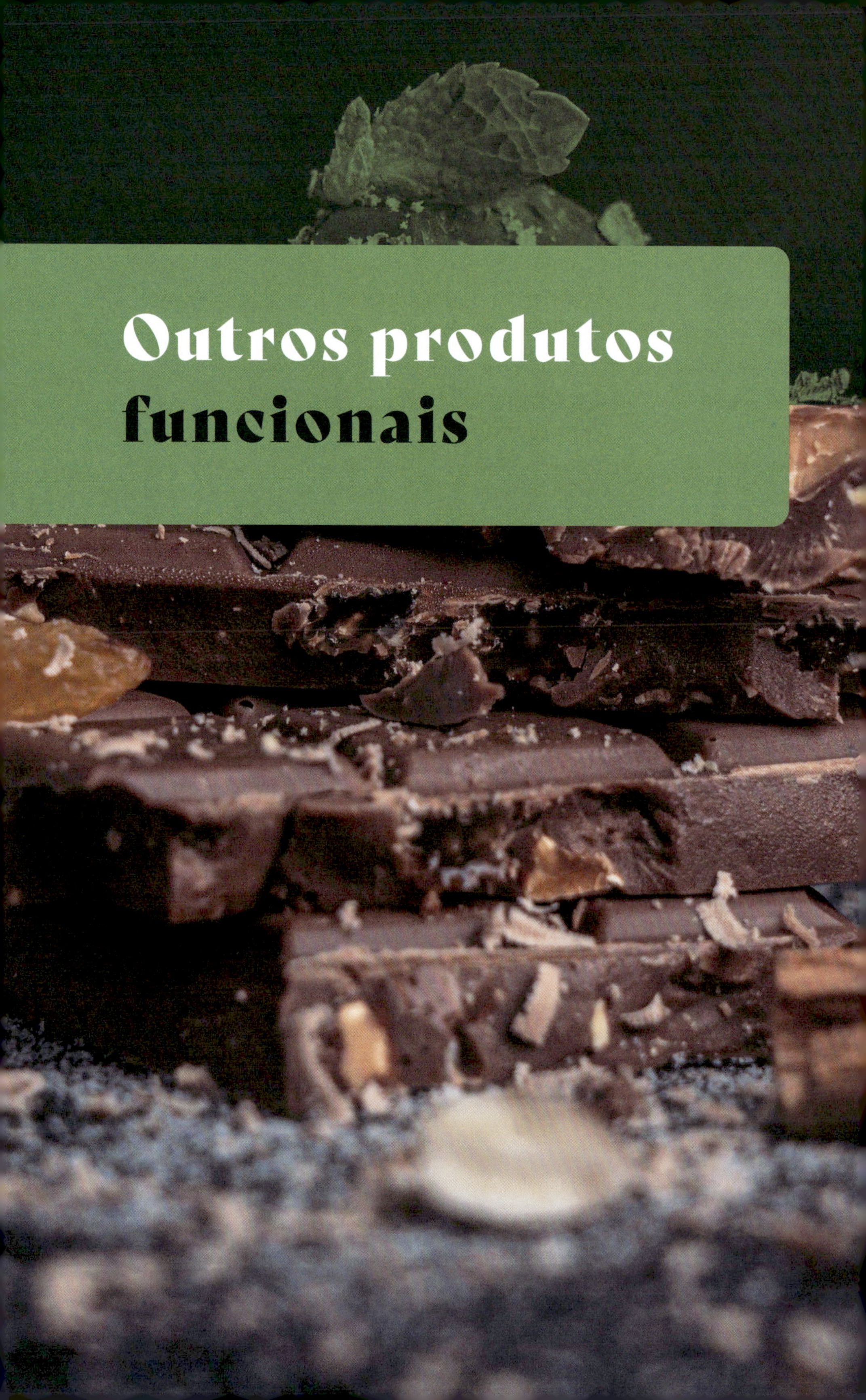

CHOCOLATE

Este maravilhoso produto está presente em quase todo o rol de sobremesas e sempre ao nosso alcance, seja na banquinha da esquina, na saída do supermercado ou em cardápios.

Essa delícia, feita a partir do pó de cacau misturado a leite, açúcar e manteiga, tomou conta do planeta pela sua combinação de ingredientes que conseguem uma textura e paladar poucas vezes igualado no mundo dos alimentos processados.

O seu ingrediente básico – o cacau – apresenta propriedades antioxidantes e ação química sobre o nosso cérebro altamente viciante. Embora o que mais vicie na ingestão do chocolate hoje é a sua enorme quantidade de açúcar no preparo da massa. Chocolate mesmo que é bom é só uma pequena parte.

Não há motivo nenhum para deixar de comer chocolate, desde que você faça as escolhas devidas. Mesmo sendo diabético. Mesmo querendo perder peso. É tudo uma questão de saber o que você está realmente comendo.

O cacau em pó é um produto processado a partir da semente da fruta. Ele é rico em substâncias capazes de diminuir processos inflamatórios, estimular a atenção e melhorar o humor. Este cacau em pó você encontra em casas de produtos naturais e não em caixas de achocolatados, mesmo os que dizem ser meio amargo. Os achocolatados processados para servirem de mistura ao leite, especialmente os destinados ao público infantil, já sofreram adição de açúcar e outros aditivos em grande quantidade para garantir o aumento de consumidores.

Cada vez que este pó básico de cacau é unido a outro ingrediente para produzir uma barra de chocolate, um bombom ou outro confeito, você pode ter certeza absoluta de que muito mais açúcar e gorduras são adicionados. Isso quando não são misturados a outros confeitos também cheios de açúcar ou adoçantes. E aqui estou falando de açúcar refinadíssimo e adoçantes industriais, cujo único intuito é chegar de forma mais agradável ao seu paladar. A preocupação com tipos de adoçantes utilizados é só em relação ao sabor que garante mais vendas. As gorduras então são o mais elaborado mix de ingredientes, com processos de hidrogenação (gorduras *trans*) e depois reversão de parte disso com outros aditivos "naturais". Todo o produto final é montado para ser perfeito no sabor e na textura e isso é uma bomba relógio para o seu metabolismo, não é chocolate.

Se você gosta de chocolate, por favor coma menos, mas coma bom chocolate. Ou mate a sua vontade comendo doces que você faz em casa, a partir do pó de cacau original.

Chocolates ao leite e chocolates brancos têm ainda mais açúcar e praticamente nada de cacau. Não desperdice sua saúde com eles.

Há algum tempo temos os famosos chocolates com alto teor de cacau, ou aqueles feitos com açúcar reduzido. Fuja dos chocolates *diet*. Se tem menos açúcar é porque têm adoçantes, que são bem piores do que o açúcar.

Como posso dizer que sou quase expert em sabores de chocolate, e já comi uma quantidade absurda de todo o tipo, não sou uma pessoa que se contenta com má qualidade. Então a minha sugestão é que você escolha um chocolate entre 60 e 70% de cacau, de muito boa qualidade de produção e coma uma barra de 200 gramas por semana. Ou se puder, em vez disso, faça você sua receita a partir do pó de cacau puro. Pode ser um bolo bem caprichado com o mínimo de açúcar. Use açúcares menos refinados e uma excelente manteiga, farinha alternativa e ovos orgânicos. Dá para melhorar muito a qualidade da sua sobremesa seguindo essas regras. Coma seu bolo e deixe mousses prontas, caldas de sorvete prontas e tantas outras coisas ditas de chocolate, de gosto horroroso, de lado. Só nessa troca você já deixou de causar muito estrago ao seu corpo.

TCM

Os TCM são óleos que viraram moda como suplementos para atletas ou para a turma das dietas cetogênicas. O TCM pode ser usado na culinária com alguns benefícios, mas, de novo, precisa atenção aos rótulos. Já escrevi tantas vezes isso, que você pode achar que é algum tipo de mantra.

O que é TCM? É a abreviatura de triglicérides de cadeia média, um tipo de gordura que ao ser absorvido passa rapidamente para o fígado, ficando mais rapidamente disponível para ser usado como fonte de energia, e, por isso, melhora o rendimento de atletas de *endurance*, aquelas provas e atividades que se prolongam por muito tempo. Para a aula de musculação, o pilates, a corrida na esteira por menos de 1 hora, ele é só mais uma gordura.

As gorduras contidas no TCM quase sempre são separadas a partir do óleo de coco e começaram a ser estudadas recentemente. O que se comprovou sobre essas gorduras é que são benéficas para reduzir marcadores de colesterol sanguíneo quando comparadas com consumidores de manteiga. Mas isto não é encontrado na comparação com pessoas que usam pouca gordura no preparo de alimentos e praticamente só ingerem a gordura existente em nozes ou outras castanhas. Nesse caso não existe benefício do TCM.

As outras propriedades mágicas atribuídas ao TCM, como promover emagrecimento, diminuição de colesterol e reversão de doenças cardiovasculares, não foram comprovadas até o momento. Boa parte disso já foi refutada. O que existe é a possibilidade do uso desse óleo ser usado associado a medicamentos para controlar quadros de epilepsia grave.

Os efeitos do TCM são devido aos ácidos graxos chamados de caprílico, cáprico e capróico, que compõem apenas 4% da gordura do coco. A extração tem um rendimento comercial muito baixo e por isso o preço do TCM é bem caro. Se encontrar TCM com preço de azeite comum pode acreditar que você está levando óleo de coco refinado na melhor das hipóteses.

Várias são as gorduras necessárias para o funcionamento do corpo. Elas devem ser ingeridas em equilíbrio e quantidades suficientes, nunca em excessos. Então não use apenas o TCM como fonte de gorduras, procure comer castanhas, nozes, azeites e frutas como o abacate para equilibrar a sua dieta.

Se você quiser usar o TCM para cozinhar, ele tem uma pequena vantagem como óleo, pois aguenta temperaturas mais altas de preparo de alimentos com pouca alteração de suas propriedades. Seu sabor é neutro, então não altera o sabor dos pratos. Mas prepare o bolso... E leia o rótulo!

VINAGRE

A pergunta mais frequente nos dias de hoje é: o vinagre é bom para a saúde? Sim, ele é uma excelente forma de temperar seus alimentos, de conservá-los sem ter que recorrer a produtos químicos e ainda de obter muitos antioxidantes. Apesar de tudo isso, existe um mito atual sobre o vinagre ser capaz de tratar e reverter qualquer coisa. Ele tem propriedades antioxidantes, e isso certamente é algo positivo, mas vou descrever aqui o que se tem de comprovação em estudos científicos.

Os vinagres produzidos em países asiáticos como Japão e China têm como matéria-prima o arroz, seja ele integral ou branco, e vários outros cereais. Os vinagres produzidos na Europa usam frutas, raízes, cereais e o próprio vinho como base. Em todos esses países o vinagre tem um tempo de fermentação longo e depois ainda é mantido em repouso por mais de ano para só depois ser comercializado, além de não ser filtrado. Então é comum você notar no fundo da garrafa algum resíduo. O aspecto do vinagre é até mesmo ligeiramente turvo.

Esses vinagres são ricos em resíduos com as bactérias que participaram da fermentação e muitos compostos com ação antioxidante. Esse conjunto de propriedades apresenta benefícios na melhora da resistência à insulina, ajudando no controle do diabetes do tipo 2.

O arroz branco consumido em grande quantidade nos países asiáticos é preparado com vinagre de arroz. Mesmo o arroz sendo um carboidrato de fácil digestão e composto praticamente só por amidos, o teor de açúcar no sangue das pessoas que se alimentam de forma tradicional não sofre picos de aumento. A quantidade de insulina necessária para este equilíbrio é bem menor. Se você lembrar que a insulina é um hormônio vital, mas que aumenta o processo inflamatório no corpo todo, já dá para imaginar o grande benefício para todos os processos de grande inflamação como as alergias, as alterações inflamatórias de articulações, tendões e vasos sanguíneos. Sendo assim o vinagre pode mesmo ajudar a minorar todos esses processos dolorosos.

A boa interferência do vinagre é que ele reduz a inflamação causada pelos radicais livres, que nada mais são do que o resultado de quase todas as reações químicas que acontecem no nosso corpo, da respiração à transformação do alimento em energia.

Há uma grande diferença na produção dos vinagres brasileiros quando comparada com os europeus e asiáticos. Aqui a fermentação é menor e todo o processo acontece de forma mais rápida e industrializada. O processamento é acelerado para apenas algumas horas e não há esse tempo de "descanso" e maturação.

Nos vinagres brasileiros existem outros antioxidantes além do ácido acético, mas em quantidade muito menor do que a encontrada nos vinagres feitos no exterior. Então é certo que pode haver uma ação boa em nossa saúde, mas seguramente as proporções serão menores. É preciso tomar cuidado com as "prescrições" milagrosas da ingestão de grandes quantidades do vinagre. Para pessoas mais sensíveis, as altas doses podem causar irritações esofágicas ou até estomacais. Qualidade não se obtém com quantidade.

A recomendação é que você use sim o vinagre sempre que for preparar algum prato em que possa acrescentar seu toque de sabor pelo uso do vinagre e até tente criar seu molho de vinagre personalizado, misturando-o com outras ervas aromáticas, que irão aumentar o sabor e tornar a mistura ainda melhor para a saúde. Se for possível, tente comprar um bom vinagre do tipo aceto balsâmico ou um vinagre japonês e use um pouco a cada dia no tempero de seus alimentos.

Para os diabéticos, a melhor forma de acrescentar o vinagre à dieta e usá-lo sempre que for comer algum carboidrato. O vinagre consegue tornar mais lenta a absorção dos carboidratos, melhorando os níveis de açúcar no sangue. Faça como os japoneses, coma arroz branco sempre com vinagre.

Alguns estudos estão sendo realizados para verificar a possibilidade do vinagre reduzir tumores e de melhorar as propriedades cognitivas depois de um dano cerebral, mas ainda não há dados conclusivos. A questão é saber o que exatamente causa a melhora, o que não exclui a comprovação desta possibilidade no futuro.

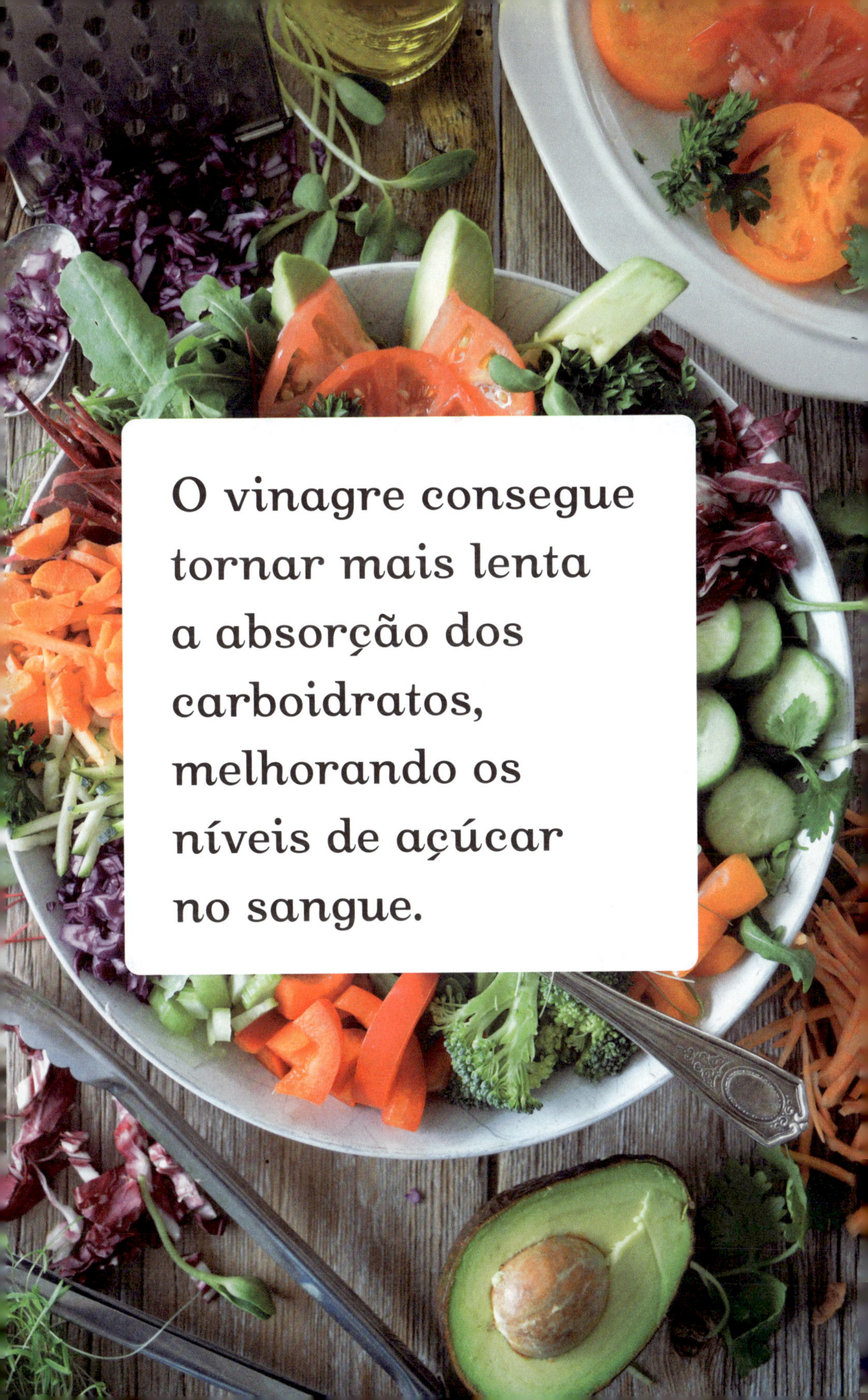

O vinagre consegue tornar mais lenta a absorção dos carboidratos, melhorando os níveis de açúcar no sangue.

Dicas especiais sobre grandes dilemas

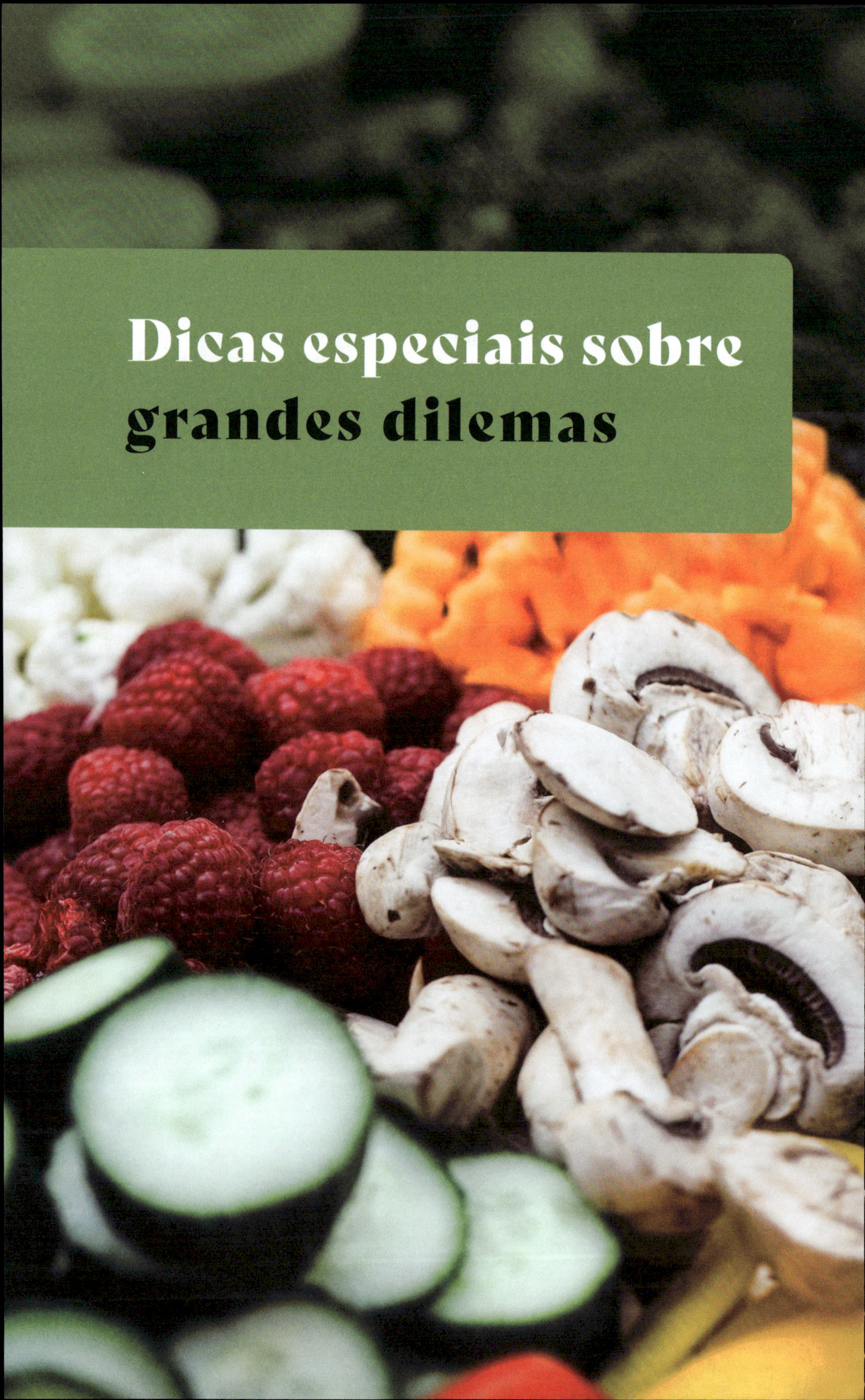

WHEY-PROTEIN PARA AUMENTAR A MASSA MUSCULAR

O *whey-protein* é feito a partir do soro do leite, de onde se extrai o que existe de proteína, sem a caseína, que é a causadora das alergias ao leite. Virou moda nas academias e depois nas clínicas de nutrição, com o apelo de promover o aumento de massa muscular em mulheres depois da menopausa.

Existem dois grandes problemas com isso. Nós precisamos de proteína para formar músculos, mas a quantidade diária que uma pessoa precisa é muito pequena, porque o corpo recicla suas proteínas o tempo todo. Mesmo para atletas, a quantidade provida através de uma dieta balanceada é mais do que suficiente.

O excesso de proteína ingerida não é estocado como proteína, o corpo usa a mínima parte necessária e o restante é convertido em gordura, depois de várias reações metabólicas que sobrecarregam fígado e rins e ainda aumentam a liberação de insulina.

Pessoas com pré-diabetes e diabetes não devem tomar *whey-protein* por conta própria. Ainda existe um outro assunto grave. Alguns dos aminoácidos essenciais, quando presentes em excesso, podem acelerar o crescimento de tumores, em especial tumores de mama.

A forma mais segura de você atingir o seu objetivo em termos de aumento de massa muscular é treinar com regularidade e se alimentar com uma dieta equilibrada em todos os nutrientes, retirando os alimentos processados da sua vida. Porque estes atrapalham bastante a recuperação pós-treino e impedem que você gaste seus excessos de gordura para obter energia. Comer mais proteína não vai fazer você ter mais músculos mais rápido. Se você treina pesado, busque fontes de proteína vegetal que têm mais equilíbrio de nutrientes e ainda são ricas em minerais e vitaminas necessários para você tornar máximo o seu rendimento.

SUPLEMENTOS E VITAMINAS

Existe o mito de que precisamos de tomar vitaminas para sermos saudáveis, em especial quando estamos mais velhos. Vitaminas são substâncias necessárias e sua falta nos causa uma série de dificuldades e doenças sérias. No entanto, não é necessário tomar comprimidos de vitamina: você pode simplesmente balancear bem a sua dieta e terá todas as vitaminas necessárias nas quantidades ideais.

Talvez você não saiba, mas o excesso de tudo o que você consome em termos de alimentos e bebidas sobrecarrega seu fígado e rins, dando muito trabalho para neutralizar os compostos ativos e depois eliminá-los. Os excessos, assim como as carências de vitaminas, causam muitos problemas. Então por que fazer isso?

Você pode ter ouvido falar sobre a quantidade de vitaminas necessárias e há quem advogue uma super carga de vitaminas para tratamentos de rejuvenescimento ou de desintoxicação. Cuidado, muito cuidado para não criar mais confusão do que benefício.

Vamos entender o que é a biodisponibilidade. O nome é grande, mas o conceito não é nada difícil, e você já vai compreender a razão de eu ser contra essas megadoses de vitaminas.

Quando você come uma fruta que tem vitamina C, esta vitamina tem um arranjo em três dimensões como a maçaneta de uma porta. Se você já viu a maçaneta solta, sabe que ela tem a parte que você segura, mas um dos lados tem um pino longo que vai se encaixar com a peça do outro lado da porta. Dessa forma, é possível abrir a porta pelos dois lados. Agora imagine que você troque os lados da maçaneta. O que vai acontecer é que eles vão ficar virados para a abertura da porta, travando o movimento, ou impedindo o fechamento. Você não vai mais conseguir abrir ou fechar esta porta.

Quando você recebe a vitamina C empacotada dentro das fibras da fruta, ela já vem com uma série de acompanhamentos capazes de fazer a maçaneta encaixar na posição correta onde ela for utilizada. Então com só um pouco de vitamina você resolve bem tudo aquilo que precisa, sem desperdício e sem excessos.

Agora perceba a diferença nos suplementos. Quando a indústria precisa extrair a vitamina da fruta, muitos processos químicos são feitos até que se consiga retirar a vitamina, separando-a de todo o resto. Depois é preciso fazer com que ela fique estável dentro do comprimido ou solução, e ainda acrescentar corantes, açúcares e amidos para dar forma ao produto final. Então a vitamina que você recebe depois de todo esse processamento fica com outra forma e está solta, sem direcionamento. Assim você precisa tomar uma dose muito maior para conseguir aproveitar o necessário.

Aí o excedente pode ficar andando por onde não deveria, causando problemas e ainda sobrecarregando os órgãos que tem que neutralizar o excesso e tudo aquilo que veio "de brinde" com a vitamina. Mas é só um comprimido, você pode pensar. Precisamos de vitaminas e minerais em quantidades minúsculas, que só precisam chegar na forma e lugar certo para funcionarem. Então tudo aquilo que vem a mais no ar, na água, na comida processada e até mesmo nos medicamentos pode ser pior para você. Veneno não precisa de dose grande para causar estragos.

Existem algumas poucas situações de necessidade de suplementação. A primeira delas é durante a gestação. As náuseas podem atrapalhar bastante a futura mamãe na hora de comer, e nenhum médico se atreve a de deixar de prescrever vitaminas indispensáveis para o adequado desenvolvimento do bebê. Mas vale lembrar que milhares de gerações procriaram e popularam o mundo até hoje sem vitaminas e sem tanta oferta de alimentos.

Outra exceção é alguma doença que impede ou reduz a capacidade de absorção adequada de nutrientes. Então é preciso reverter a doença para permitir a volta a uma dieta sem suplementos. Idade não é doença, tá? É uma fase normal da vida de quem teve a sorte de não ficar antes pelo caminho.

As pessoas submetidas à cirurgia bariátrica precisam de suplementos pelo menos na fase de adaptação pós-operatória.

Elas já estavam muito doentes antes da cirurgia e depois têm a sua capacidade de absorção bem reduzida em decorrência das técnicas utilizadas na cirurgia. No entanto, elas precisam aprender a comer com qualidade, caso contrário vão permanecer magras, doentes e desnutridas.

Crianças precisam ser amamentadas e aprender e comer direito. As carências nutricionais só acontecem quando as crianças não têm boas fontes de alimentos. Ninguém fica bem com bolacha e suco em pó, mesmo que tome vitaminas. Agora se a mãe só come doces e salgadinhos, o pai come batata frita e pizza com refrigerante ou cerveja, fica difícil a criança sobreviver sem ter uma carência nutricional. E vai repetir o que vê pela vida afora.

Idosos que sempre comeram bem não adoecem, mantém independência e vivem bem. Já aqueles que se alimentam mal apresentam carências de vitaminas. Então não é melhor comer direito e só tomar vitamina se houver uma razão para tal?

Já que falamos de crianças e idosos vamos falar sobre vitamina D. Junto com o cálcio, ela é necessária para manter ossos e dentes fortes na infância e depois na velhice.

A maior fonte de vitamina D é o sol, que transforma substâncias na nossa pele, fabricando a vitamina D. Essa vitamina é a responsável por fazer com que o cálcio se fixe nos ossos e dentes, senão ele fica se depositando em lugares indevidos e criando problemas. Para o cálcio parar no lugar certo, ele precisa estar combinado com fósforo, que depende de magnésio, que por sua vez depende de uma pitada de outros minerais e assim vai. Então tomar uma tonelada de cálcio sozinho não adianta nada e ainda pode sobrecarregar os rins.

Como nós habitantes de cidades não nos expomos mais ao sol, e quando o fazemos sempre é com filtro solar, nossa produção de vitamina D fica muito baixa. Além disso, outros fatores de estresse são capazes de desarranjar a produção da vitamina D, diminuindo ainda mais sua produção. Quer arrumar essa confusão?

Se você está na fase de osteoporose ou rondando a menopausa, por favor, vou insistir outra vez, tire alimento processado da sua dieta. COMA VERDURAS DE FOLHAS VERDE ESCURAS, nem que seja batendo como um suco, tampando o nariz e tomando como se fosse remédio – na verdade, é melhor do que remédio!

As verduras verdes têm não só uma quantidade enorme de cálcio, como também de todos os outros ingredientes necessários para que você o aproveite ao máximo. E saia para tomar sol sem usar filtro solar por meia hora por dia.

Mesmo assim, pode ser que isso seja insuficiente por um período, então aí vale tomar vitamina D. Mas considere seriamente fazer uma caminhada com braços e pernas expostos sem filtro. O que é bem diferente de lagartear debaixo do sol do meio-dia no verão sem filtro. Só com esse pouco que estou sugerindo você não vai correr o risco de tumores de pele.

Crianças, pais, avós e todo resto do mundo precisam tomar um pouco de sol para organizar os hormônios que controlam o metabolismo e melhorar a qualidade do sono. É durante o sono que reparamos todos os nossos tecidos, desde a tendinite e a cicatriz de cirurgia até os neurônios, intestinos e fígado.

Tomar sol diariamente ou andar em espaço com iluminação natural é ainda mais importante para quem vive em apartamentos, que são gaiolas com iluminação artificial.

Já ouviu falar que as galinhas confinadas e com luz artificial acesa perdem a regulação de horário e põem ovos mais vezes num dia? A casca do ovo é bem mais fina e aí é preciso repor cálcio. Não consigo deixar de ter um sentimento de proximidade com a vida dessas galinhas quando fico muitos dias vendo o sol de binóculos.

E, por último, quero falar sobre alguns nutrientes que só existem em produtos de origem animal. Dessa forma, os veganos têm que obrigatoriamente tomar suplementos para corrigir a deficiência causada pela falta de alimentos de origem animal na dieta. Vamos falar sobre tipos de dietas mais a frente, mas fica o registro de que os veganos têm que tomar seus suplementos com orientação nutricional ou médica.

Tome o remédio que for necessário e corretamente, sem querer inventar sobre a orientação médica. Mas faça a principal parte que é cuidar de você. Cuide do que traz vida e disposição para vivê-la. Coma corretamente. De nada adianta gastar fortunas para cuidar da pele e do cabelo, do colesterol, da pressão, só pelo lado de fora.

Ajude o seu corpo a se arranjar bem. Ele sabe fazer isso melhor do que qualquer médico do mundo! Você só não pode atrapalhar.

BRANCO X INTEGRAL

Dúvida entre arroz branco ou integral. Ou pão branco ou integral? Depende.

Depende do seu grau de inflamação intestinal, do seu estado de saúde e principalmente o que mais você consome.

Se você está lendo esse livro para melhorar sua alimentação e não têm nenhuma limitação nutricional séria, já come tudo muito certo, acabou com os processados, tirou açúcar e adoçantes, diminuiu sal, come verduras e frutas em todas as refeições, você pode escolher o que preferir entre um arroz e outro, porque isso representa uma parte mínima da sua vida. Coma arroz branco se for muito importante para você, sempre com outros grãos e muitas verduras. Arroz, feijão e couve (ou espinafre) é um prato perfeito.

Se você está no extremo oposto, com intolerância até a água, coma o arroz branco até que isso passe, de preferência preparado com um pouco de vinagre. Nem pense em comer pão, seja qual for. Tire de uma vez TODA comida processada. Comece a comer como criança: cenoura, beterraba, mandioquinha, abacate, maçã, banana e vá aumentando suas frutas. Quando estiver bem comece a introduzir as folhas verdes. Quanto mais verdes melhor. Brócolis e couve-flor também. Nozes e castanhas. Batata doce, inhame e abóbora. Depois lentilha, feijões e aveia em flocos grandes. Fique assim por mais um mês e depois pode ir tentando o arroz integral e outros grãos de mais difícil digestão. Produtos de origem animal, fique só com duas vezes na semana, no máximo.

Cuidado apenas para evitar nessa fase alguns legumes da família das solanáceas. Essas plantas se defendem de seus predadores produzindo uma substância chamada lectina, em quantidades bem maiores que outros vegetais. Normalmente, nosso intestino é capaz de conviver muito bem com essa substância, mas ela pode gerar desconforto para quem está muito sensibilizado.

Essa família de legumes e frutas é bem variada, mas os mais conhecidos do grupo são o tomate, berinjela, abobrinha, pepino, batata inglesa e pimentão. O tomate dá para comer se for bem fervido, descascado, sem sementes, ficando só com a polpa. O restante deixe para ir colocando no cardápio aos poucos, afinal opção é o que não falta!

Em relação ao pão branco ou integral, veja a seção de pães, mas se você não tem intolerância ao trigo pode comer o que preferir, desde que seja pão artesanal. Nada de pão de prateleira de supermercado, nem que seja o mais sofisticado deles.

Tipos de dietas

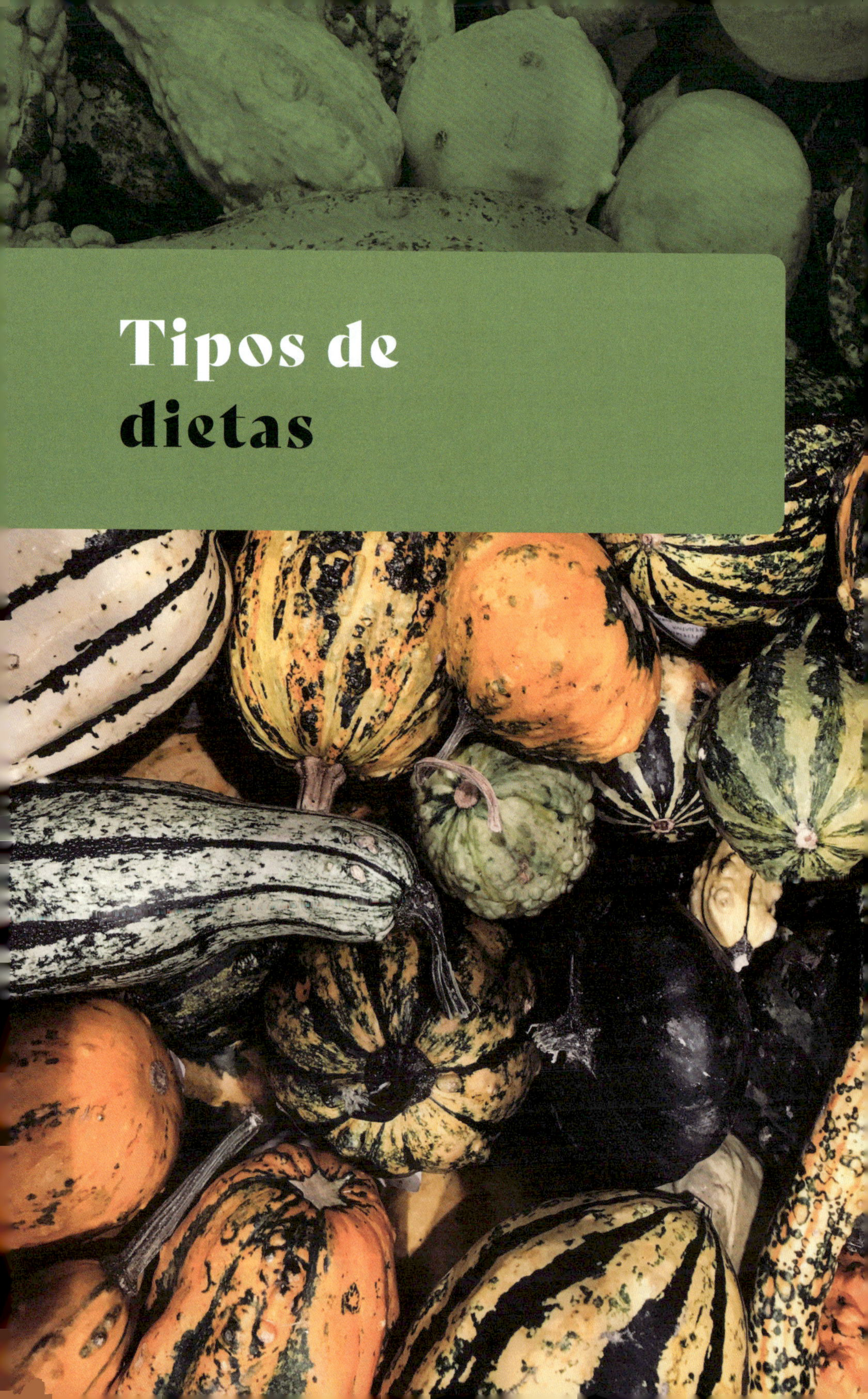

Você talvez esteja se sentindo perdido sobre tantas possibilidades de dietas existentes. Desde o movimento de veganismo, que é bem maior do que somente a alimentação, até as dietas paleo e cetogênicas fica difícil saber como comer e o quê. Já passei por essa fase e sei bem do desespero. Tive até aplicativos no celular para calcular calorias. Às vezes demorava mais para fazer o cálculo do que para comer. E hoje?

Vivo bem, como o quanto tenho fome e tenho saúde e disposição muito maiores do que há dez anos. Não tenho dores, doenças, emagreci e tenho muito mais massa muscular do que em qualquer outra época da vida, graças a possibilidade de treinar direito por estar sem dores. Parece conto de fadas? Não é.

Já contei um pouco da minha saga e poderia falar ainda mais sobre tentativas de dietas extremas e restritivas do tipo keto. Minha sorte é que sempre fiquei muito mal com elas e nada disso durou mais que uma semana. Lá pelas tantas, no auge do desespero, comecei a fazer jejum intermitente, que é muito simples e ajuda muito! Justo eu que não conseguia nem fazer jejum direito para colher exames.

Para obter os benefícios do jejum, você não precisa ficar uma semana no spa, fazendo toda sorte de detox. É só você terminar seu jantar às 20h, depois disso só água, chá ou café sem açúcar até o dia seguinte ao meio-dia, quando você vai almoçar normalmente.

Qual a dificuldade? Nenhuma! Faz de conta que você perdeu a hora e teve que sair correndo para fazer exame de sangue, quando se deu conta já era hora do almoço e você estava a dezesseis horas em jejum. Simples assim. Repita 2 a 3 vezes por semana no início.

Depois faça jejum quando tiver vontade. Os benefícios são enormes, provados, sem contestação e você não precisa gastar nada para fazer jejum. Ao contrário, vai viciar em ter um tempinho livre pela manhã em alguns dias mais corridos. Você encontra mais detalhes aos montes em livros ou na internet. Sugiro dois autores ótimos: Dr. Jason Fung e Valter Longo. Os livros são excelentes e há muitas aulas no Youtube. Vale a pena entender a razão do benefício, sou fã e adepta sem restrições. Só não vá fazer o jejum como forma de comer porcarias e depois achar que está tudo certo. Jejum pode até ter conotação religiosa, mas não é penitência e nem milagre.

Sobre as dietas, considero que todos os extremos são nocivos. Há problemas metabólicos graves e até alterações hepáticas e renais para quem se alimenta tão restritivamente. Em relação à dieta *low-carb*, vejo como uma colocação com equívocos. Ela serve para algumas situações e por um tempo muito curto. Mais do que duas semanas e você vai querer comer a parede, se for lambuzada de açúcar.

Quando a dieta *low-carb* é boa? Para uma perda de peso pequena e rápida. Para arrumar uma glicemia muito fora de controle de diabéticos que acabaram de ter o diagnóstico ou estão muito descontrolados. Lembre-se: proteína demais também é ruim, assim como gorduras e carboidratos. O segredo está no equilíbrio. Então o que fazer?

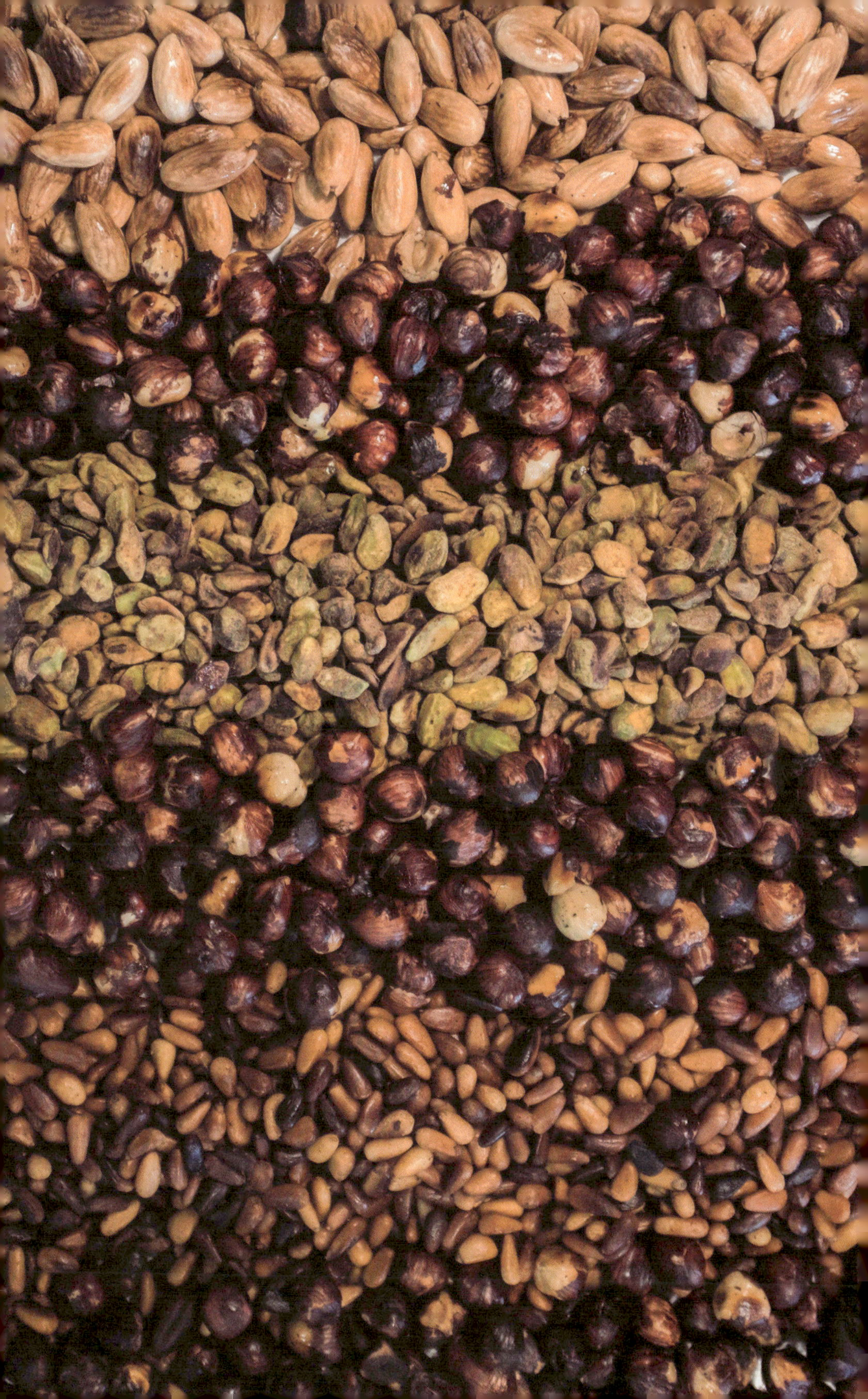

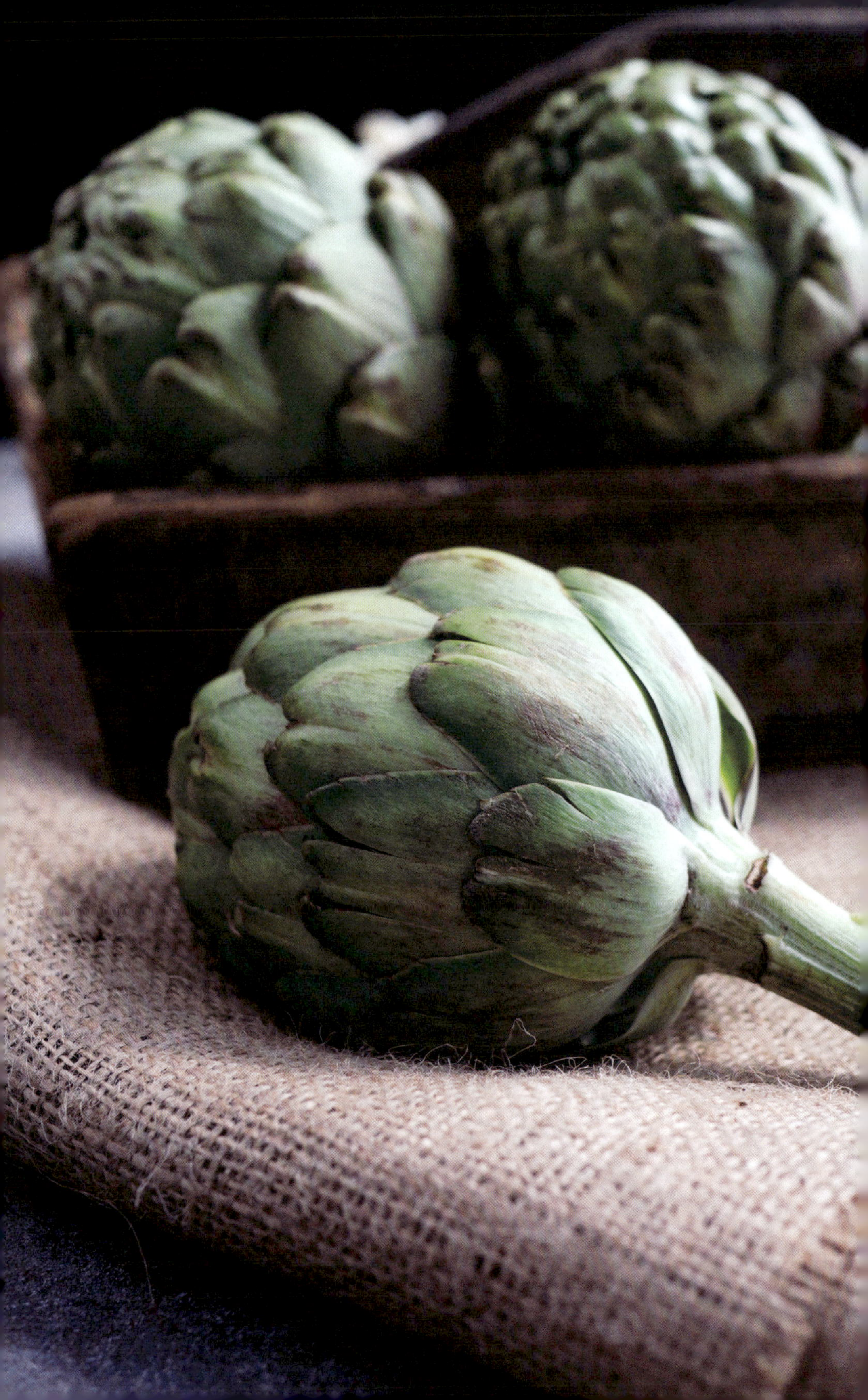

A melhor parte

Mudanças e quem mudou...

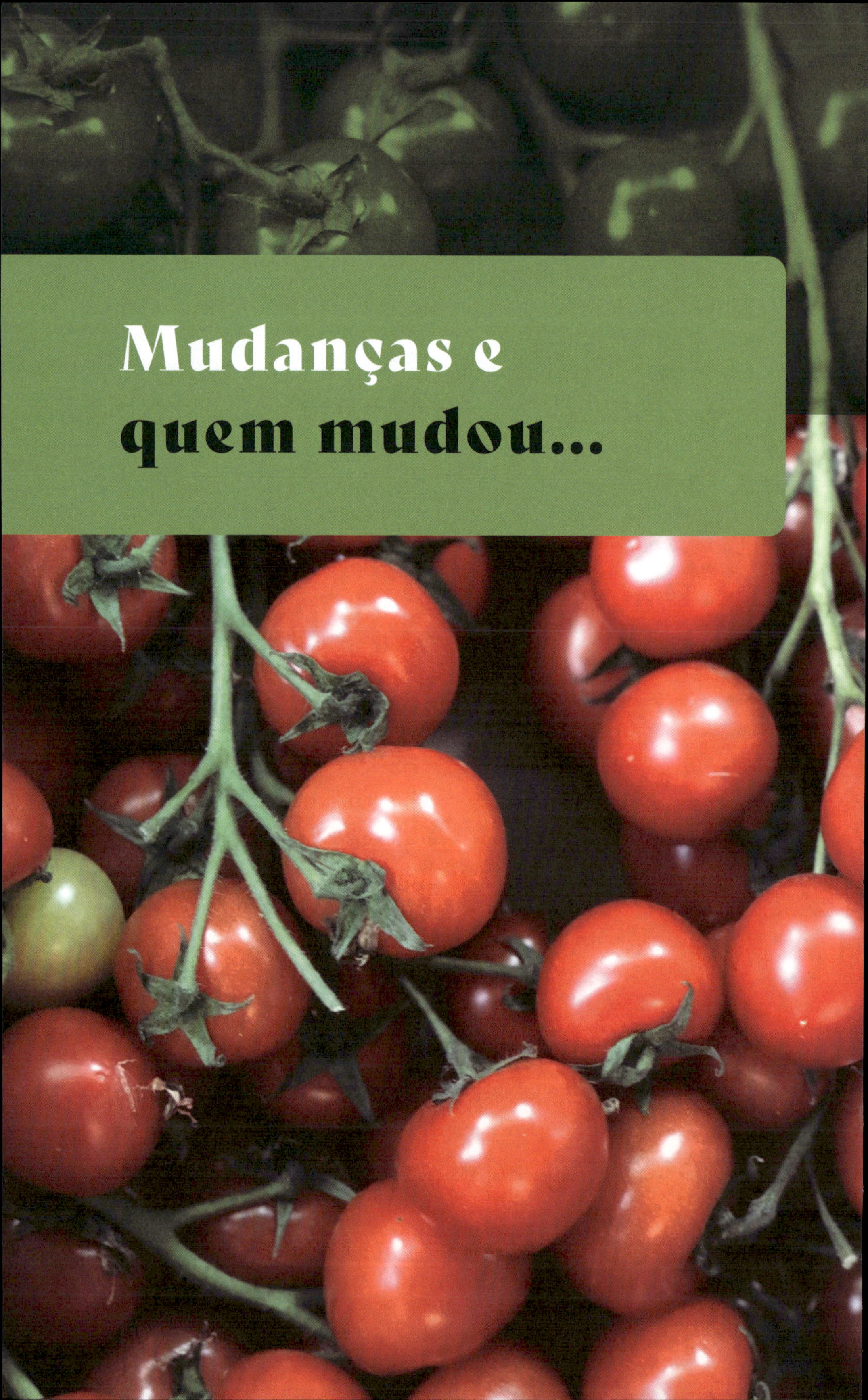

Quer ser saudável e feliz?

Faça uma dieta de alimentos não processados. Em vez do mercado, vá à feira. Não tem feira, vá ao supermercado e só compre o que for da seção de frutas e vegetais. Fora isso, só pode comprar azeite ou óleo, sal e pimenta para moer. Café e chá também podem entrar no carrinho. Nem perca seu tempo dando uma olhadinha nos embutidos e alimentos prontos. Sem produtos *diet* ou *light*.

Se puder comprar orgânicos, melhor. Se estiver com preguiça ou com tempo escasso compre os vegetais e saladas já lavados. Compre para três dias apenas. Separe receitas fáceis como abóbora ou batata doce assada e mais um grão que você goste. Prepare um *hommus* ou faça um macarrão (não instantâneo!!!) com brócolis e rale queijo parmesão por cima.

Coloque o mínimo possível de sal ou até esqueça o sal e use outras ervas para agradar o paladar. Use palitos de cenoura ou pepino para comer o quanto quiser com o *hommus*. Parece absurdo, mas você perde peso assim.

Quando seu corpo estiver bem nutrido e sem inflamação, ele é capaz de jogar fora o que você não precisa. Enquanto estiver sentindo falta de algo, vai tentar agarrar tudo o que passar por perto e estocar para tentar compensar carência de nutrientes.

Coma muitas castanhas, nozes, sementes diversas e muitas frutas. Se conseguir ficar sem carnes melhor ainda. Nada é rígido e fixo. É trocar quantidade por qualidade. Você verá que a troca compensa. Esqueça pratos muito elaborados. Pense em comer o que tiver fome. Beba muita água e chá para se hidratar bastante. Depois de uma semana, você vai achar que está muito fácil e que você está bem porque está comendo mais. Vai dar até medo de subir na balança e minha sugestão é que não o faça. Deixe seu corpo se recuperar. Depois de duas semanas, vai sentir que está dormindo melhor e que o humor está melhor. Na terceira semana, vai ver que desinchou um pouco e se tiver dores vai sentir uma significativa melhora. E aí você não vai querer parar de comer bem para viver melhor. Vai até perceber que começa a murchar, sem sacrifícios

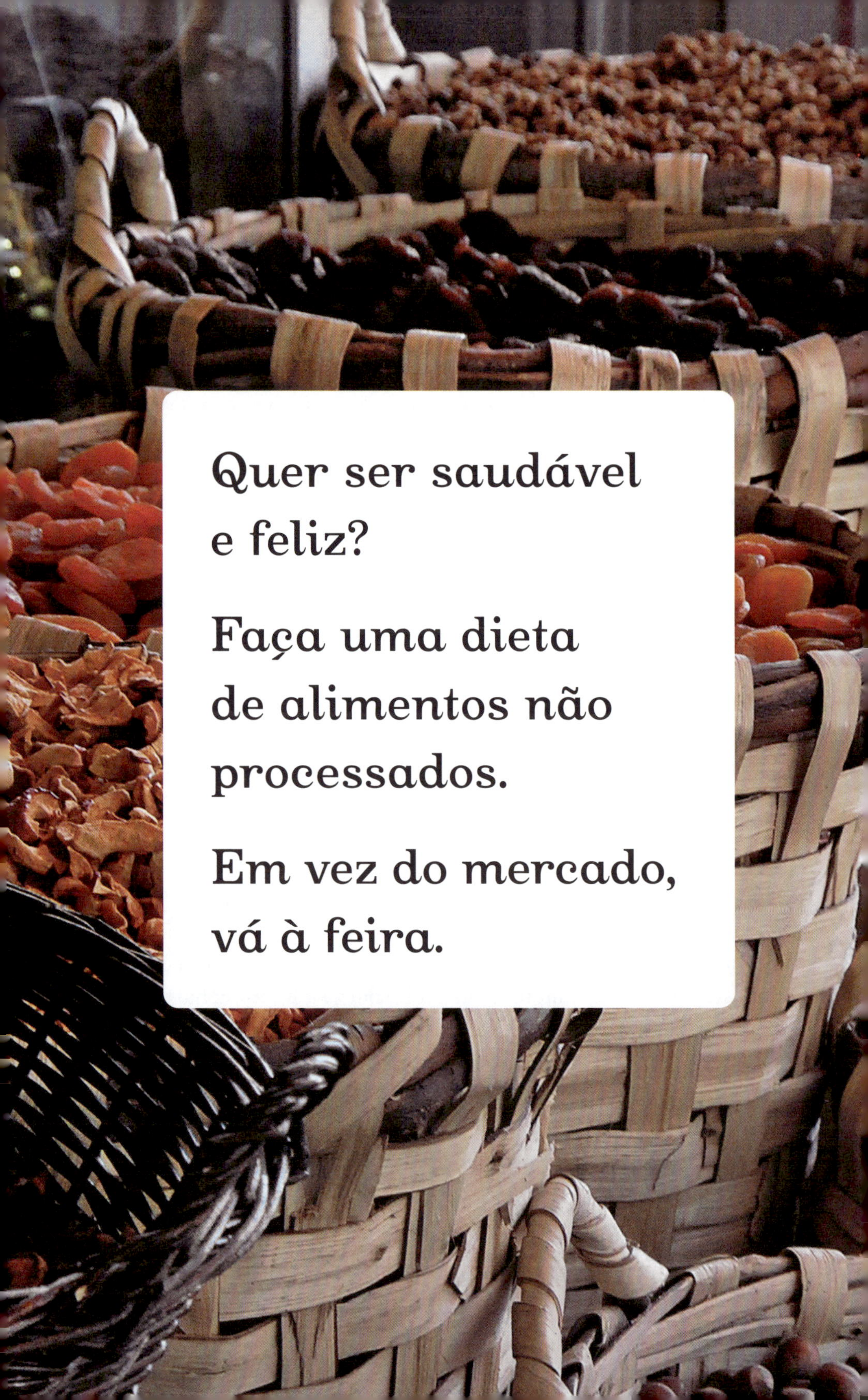

Quer ser saudável e feliz?

Faça uma dieta de alimentos não processados.

Em vez do mercado, vá à feira.

e de bom humor. Comendo muito, mas só comida de verdade. Esta é a alimentação terapêutica, a que nutre e cura.

Vamos dar a você algumas receitas ou sugestões de preparo para ganhar do delivery em tempo e praticidade! E nem se fala em sabor! Não tem desculpa!

Só que antes disso vou deixar a Luana, nossa mestre-cuca, contar sua história para lá de inspiradora. Fique com ela nesse relato de conquista e veja se consegue não se motivar, não tem como!

E depois ela ainda mostra como conquistou uma nova dimensão de vida com receitas preciosas.

LUANA FERRARI POR ELA MESMA

Eu hesitei em fazer esta introdução sobre mim porque a indecisão é um problema de família e eu acho meio difícil me definir. Sou jornalista/escrevedora, piloto qualquer fogão que colocarem na minha frente e nunca hei de deixar de ser musicista.

Nasci em São Paulo, morei em Paris, depois em São Paulo de novo e agora eu voltei pra França. Nômade com parcimônia. Acho que é por isso que roubo a máxima da minha mãe e digo que meu endereço mais legítimo é a cozinha. Meu habitat natural.

Eu sou a personificação da máxima que diz que quem sai aos seus não degenera. Cresci em uma casa onde o normal era minha mãe cozinhar três menus por refeição porque, óbvio, cada um comia o que gostava. Minha avó fazia farinha virar macarrão como num passe de mágica, enquanto eu e minha prima brincávamos com os restos de massa. Minha outra avó me elegia como sua ajudante para fazer bolo e pão de queijo nos verões que passávamos na praia. O vovô colocava agrião no meio do pãozinho e dava pra gente comer durante o jantar e, na hora da sobremesa (que tinha sempre um monte de fruta), ele nos encantava descascando laranjas em uma espiral que parecia infinita. Meu outro avô me brindava com o melhor suco de maracujá do mundo, fazia peixe assado e me ensinou as delícias de comer banana assada (na churrasqueira) com canela.

Cozinhar, eu sempre cozinhei. Inventar, eu sempre inventei. E quando chegou a hora de dar um semi cavalo de pau e evoluir, a estrada passou (e parou) pela tal da cozinha em uma jornada que começou no dia 28 de junho de 2016 (uma terça-feira, porque segundas são muito clichês para mim). Aos 33, junto com a minha companheira mais fiel, mamãe, verduras, legumes, ervas e cereais se transmutaram e entre tapas e beijos, testes, trapaças, astúcias e muita criatividade, reiteramos o que já sabíamos: comida é sentimento, é carinho, é partilha e é, acima de tudo, um gesto de amor.

É amor e é dedicação, mas, convenhamos: na vida real do século XXI a gente não tem tempo, nem muita paciência, para fazer massa caseira ou grandes empreitadas culinárias onde só o fato de ler a lista de ingredientes já te faz gastar metade do tempo que tinha para cozinhar. Não é para menos que, quando eu descobri que comer bem pode ser mais fácil e muito mais gostoso do que se pensa, a vida mudou.

Eu ainda tenho um tiquinho de história para contar, mas se você já se deu por satisfeito em me conhecer, pode parar por aqui e correr para a parte onde eu divido esses tais "testes, trapaças e astúcias" que fizeram a vida mudar. Só deixa eu terminar com uma mini provocação:

Como a vida mudou?
Perdi 35Kg em cerca de 8 meses.

Se eu conseguir prender a sua atenção por mais alguns parágrafos, é melhor começar logo "mandando a real" e avisando que, infelizmente, eu não descobri a fórmula mágica de comer uma pizza com dois litros de refrigerante e ficar magro. Não tem milagre, nem "pulo do gato". Se eu tivesse esse mapa da mina eu estaria em um iate no sul da Itália desfrutando dos milhões de milhares de dinheiro que eu teria ganhado com a receita para a magreza.

VAMOS AO RESTO DA HISTÓRIA?

Em mil novecentos e sei lá das quantas, papai conheceu mamãe. Se apaixonaram, trabalharam, casaram, tiveram a Luana e, como nem tudo na vida são flores, a Luana veio com defeito de fábrica. Nada muito grave. Para quem é da turma da dra. Elizabeth e manja dos paranauês, eu tenho displasia congênita de quadril bilateral. Congênita porque eu nasci com ela e bilateral porque eu sou especial e é nas duas pernas. Vou poupar os detalhes médicos que pouco, ou nada, importam, e me ater ao simples fato de que eu tenho uma artrose como se eu fosse uma senhorinha de 99 anos. E artrose dói.

Artrose é o desgaste das articulações, consequência normal da vida, mas que aparece precocemente em quem nasceu com a "desconjunção da desconjuntura" e que piora se você carregar peso extra. Bom, tudo isso para dizer que eu passei a vida toda ouvindo dos ortopedistas que, além de não poder correr nem pular, o que restringia bastante a possibilidade de praticar um exercício físico, eu precisava perder peso.

Mas com deficiência ou sem deficiência, com saúde ou sem saúde, larguemos mão da hipocrisia e admitamos que eu sou tão humana quanto qualquer pessoa e sou cria da mesma sociedade que você. Óbvio que o meu desejo de perder peso ia muito além das minhas pernas. Óbvio que eu não estava satisfeita com a minha imagem. Estamos falando dos anos 90 e essa onda de *body positive* e aceitação do corpo estava bem longe de existir.

Enfim, motivação não se discute e, que seja por saúde ou por vaidade, tudo é legítimo quando se busca algo melhor para si. Só não me venha com o "só é gordo quem quer" ou "não emagrece por falta de força de vontade". A definição de força de vontade é aquela pessoa que entra em uma dieta (seja ela qual for) e depois que a tal dieta não dá certo (seja pela razão que for) ela se lança em uma outra, e outra, e outra... Eu, no caso, nunca tive essa tal força de vontade. Nunca me lancei nas dietas. Flertei com algumas, mas nunca cheguei às vias de fato. Eu tinha como certo que nunca iria perder peso. Eu dizia que o meu "metabolismo era lento". Que a vida ociosa era um fardo do qual eu nunca me livraria. Que eu era chata para comer e sem gostar de salada e legumes era impossível fazer regime. Enfim, eu decidi que era gorda e seria gorda para sempre. Toda trabalhada no "aceita que dói menos".

Mas doía e doía em diferentes níveis. E os níveis são tantos que eu adoraria ter uma bela história de vitória e superação para contar, mas eu não tenho. Não sei dizer o que, onde e quando as coisas mudaram. Acho que foi um aglomerado de pequenos fatos como quando a gente explode por uma bobagem. É a tal última gota d'água antes do copo transbordar.

E quando a última gota cai, os planetas se alinham e as coisas parecem andar sozinhas. Para efeito narrativo, vou contar que eu tinha decidido colocar uma prótese de cabeça femural porque a dor estava meio fora do controle. Marquei consultas e, um belo dia, saindo do ortopedista aos prantos, eu decidi mandar uma mensagem para uma amiga que sempre me falara da sua endócrino maravilhosa. O consultório era do outro lado da cidade (e notem que eu estou falando de São Paulo, ou seja, distância é, sim, uma questão), mas aceitava o meu convênio e era perto de onde eu morei a infância toda. Achei que valia a tentativa.

E lá fomos nós. Nós porque, se você ainda não entendeu, aqui é tudo eu e a fiel escudeira mamãe. Medições foram feitas e exames foram pedidos. Constatou-se 103Kg na balança e mais um monte de coisa errada em taxa de gordura e isso e aquilo, mas a gente se apega no peso, né? Ainda mais quando se flerta com os 3 dígitos.

Não sei o que eu esperava exatamente desta consulta, mas acho que, inconscientemente, às vezes eu penso que a gente até torce para o médico dizer que tem algo de errado conosco para não parecer que aquilo tudo só mudaria se eu mudasse. E, como sou só mais uma neste mundo, o veredito foi bastante simples e objetivo. "Você é uma mulher saudável. Só precisa é de uma boa nutricionista!

Uma vez na vida, quando adolescente, eu havia ido à uma nutricionista que me afirmou que eu nunca iria emagrecer porque não comia salada. O que faria com que desta vez fosse diferente? O simples fato da endocrinologista rir desta afirmação e me dizer que eu não era vaca para comer salada o tempo todo.

Expliquei para ela que eu estava saindo de férias em uma semana e que estava fora de cogitação fazer dieta em Paris, mas que procuraria a nutricionista na volta. Naquele momento, ela me receitou um remédio. "Tipo" moderador de apetite. Coisa simples. Ela sugeriu que eu poderia levar comigo na viagem e que me ajudaria a maneirar na extravagância gastronômica que a França me proporcionaria. Eu sou medrosa. Não tive coragem de comprar o remédio. Achei que seria melhor evitar eventuais revertérios durante as férias e nem pensei no assunto nos 20 dias que me esbaldei na Cidade Luz.

Na volta da viagem, confesso que aquela empolgação inicial do "vamos tomar as rédeas da vida e vamos emagrecer" já tinha passado e eu queria mais era marcar a cirurgia da prótese para poder tocar logo a minha vida pós-operatória. Mas eu tinha prometido para mim mesma que daria uma chance à empreitada e marquei a consulta na nutri. Me lembro até hoje da minha mãe dizendo: "vamos só para ver. Se você não gostar, a gente não volta". E fomos! Mais uma vez. Eu e ela.

Passei por uma consulta com a Dra. Hevoise Papini que durou umas duas horas onde eu fui totalmente honesta (com a nutri e comigo mesma) sobre a minha realidade, sobre as minhas limitações (físicas e psicológicas), sobre as minhas vontades, sobre as minhas necessidades e sobre as minhas frustrações. Sei que faz parte do trabalho da nutri ouvir toda essa história para poder adequar um plano específico às minhas necessidades, mas, seja como for, não se pode negar que, principalmente na área da saúde, alguns profissionais nos provam que existe, sim, algo chamado vocação. Escutar é uma coisa. Ouvir, é outra bastante diferente. Entre tantas coisas, expliquei que era viciada em coca zero e disse que não gostava de salada. Que não comia legumes. Que gostava muito de queijo. Que eu achava que estava um tanto viciada em açúcar e talvez fosse bom maneirar ou parar de comer doces por um tempo. E minha mãe arrematou: "a Luana quer emagrecer comendo macarrão todos os dias".

Ela parecia ter me ouvido. Me disse que não tinha nenhum problema em comer macarrão todos os dias e que a coca zero fazia muito mal para a minha saúde, mas que, com tantas mudanças, talvez a gente não precisasse mudar esse detalhe agora. Quantas vezes na vida você achou que um nutricionista fosse te dizer que você pode comer macarrão todos os dias e "tudo bem" se você é viciado em coca zero? Claro que comer macarrão todos os dias está longe de ser o ideal e é bem médio tudo bem (ou nada tudo bem) o vício em coca zero, mas a premissa do "uma coisa de cada vez" me fez sentir mais do que compreendida. Me fez sentir respeitada!

Uma semana depois voltamos lá para buscar o tal plano alimentar hipocalórico que, para minha maior alegria, consistia em... COMER MACARRÃO TODOS OS DIAS! E tinha pão, e tinha queijo e tinha peixe e carninha de vez em quando (eu nunca fui muito da turma da carne). E tinha frutas. TODAS! Sem essa de uma é mais calórica do que a outra. Coma o que você gosta. As frutas (in natura) seriam as substitutas dos doces. E, sim, tinha salada e legumes À VONTADE caso eu tivesse vontade de me aventurar.

Como era inverno, minha mãe lembrou que o jeito de entuchar legumes em mim era na forma de sopa. A nutri prontamente disse que se a sopa não tivesse tubérculos, nem proteína, eu poderia comer à vontade. Bingo! Já tinha minha porção de legumes garantida pela sopinha.

Naquele dia não abordamos nenhuma meta de peso ou medidas. Falamos que o que importava era eu me sentir bem e estar com a saúde em ordem. O foco era evitar criar uma rotina que não pudesse se sustentar para o resto da vida. Resumo da ópera, saí de lá com cerca de 100Kg, sem grandes expectativas, mas também sem grandes cobranças. Valia a tentativa.

E nos meses seguintes eu me transformei em uma adulta em introdução alimentar. Começamos deixando o molho de tomate menos ralo. Depois, acrescentamos cenoura ralada bem cozida, quase desmanchando. Brócolis bem picadinho. Os legumes da sopa foram mudando e fui descobrindo as maravilhas que são as especiarias. Quanto mais eu provava, mais eu queria descobrir e mais eu queria testar. Passava (quase) todo o meu tempo livre criando e adaptando receitas com a minha mãe. A cozinha era, de verdade, nosso habitat natural.

E é aqui que eu volto para o começo da história. Para as tais descobertas que fui fazendo, no meio de muito amor e muita briga. E é aqui que eu me encaixo nesta colaboração, porque quero entrar na sua cozinha e, mais ainda, quero que você entre na minha. Tem sempre uma panela no fogão e um café com canela fresquinho. Tudo muito fácil e rápido para gourmetizar a vida sem complicação.

Entre, puxe um banquinho, e fique à vontade. A cozinha é nossa!

Comida que cura

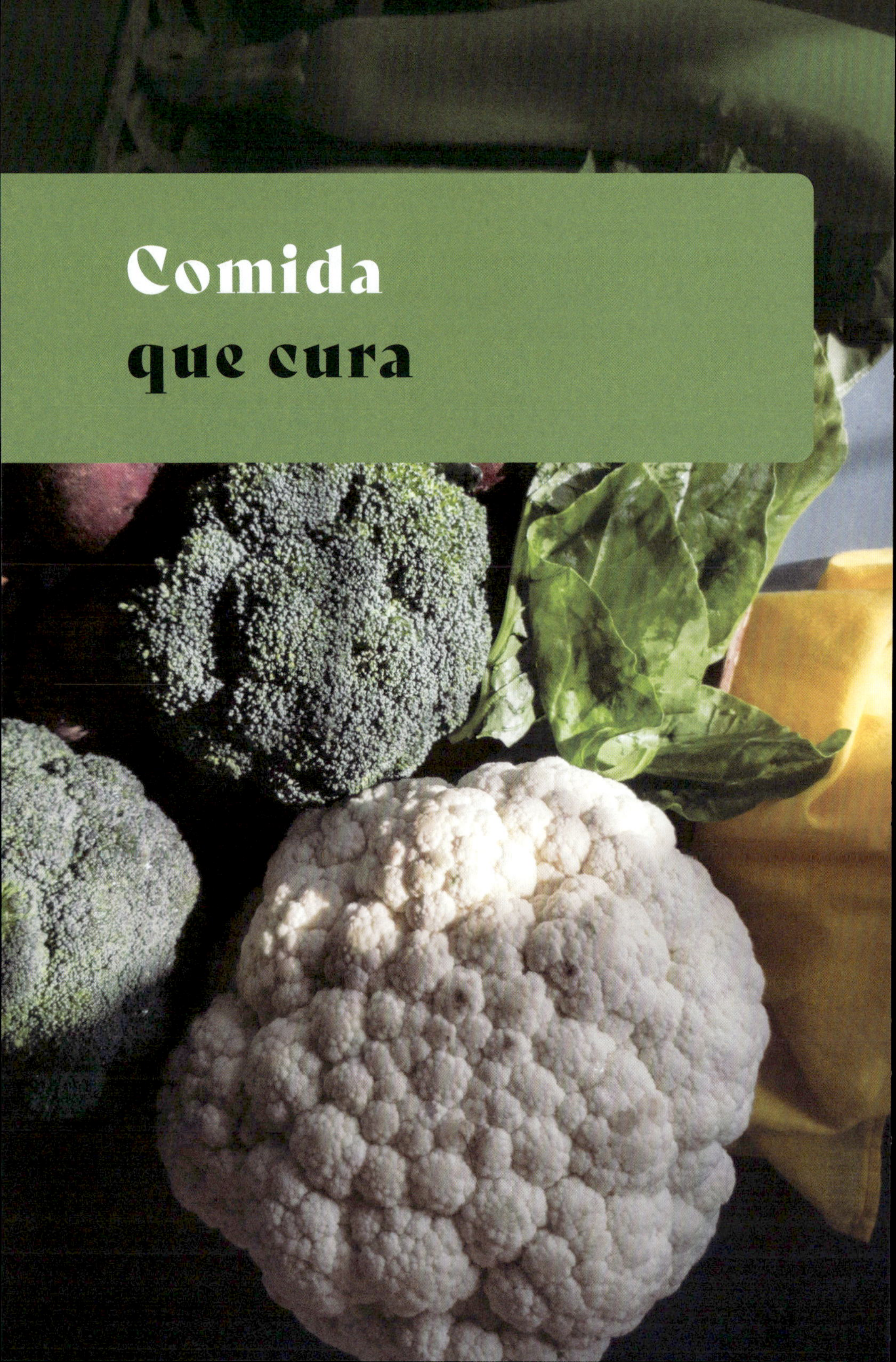

Se você chegou até aqui, deve estar minimamente convencido de que cuidar da alimentação só vai te trazer benefícios. Por outro lado, você também deve estar pensando onde vai arranjar tempo (e às vezes talento ou paciência) para colocar todo este potencial *master chef* em prática.

Pode ficar tranquilo porque aqui a gente entrega o peixe (informação) e ensina a pescar. Não estou aqui para te ensinar a fazer arroz soltinho, nem vou explicar como grelhar um peito de frango. Tem gente com muito mais experiência e competência do que eu ensinando isso na TV e na internet. O que eu quero propor são astúcias, sugestões, dicas... Vamos fazer a sua cozinha trabalhar ao seu favor, do congelador ao micro-ondas, passando pelo forno, liquidificador e mixer para que, mesmo na correria do dia a dia, você consiga colocar uma comidinha gostosa e equilibrada na mesa mais rápido do que se pedisse uma pizza.

Juntos, nós vamos ganhar do delivery em saúde e simplicidade!

Preciosidades da Luana

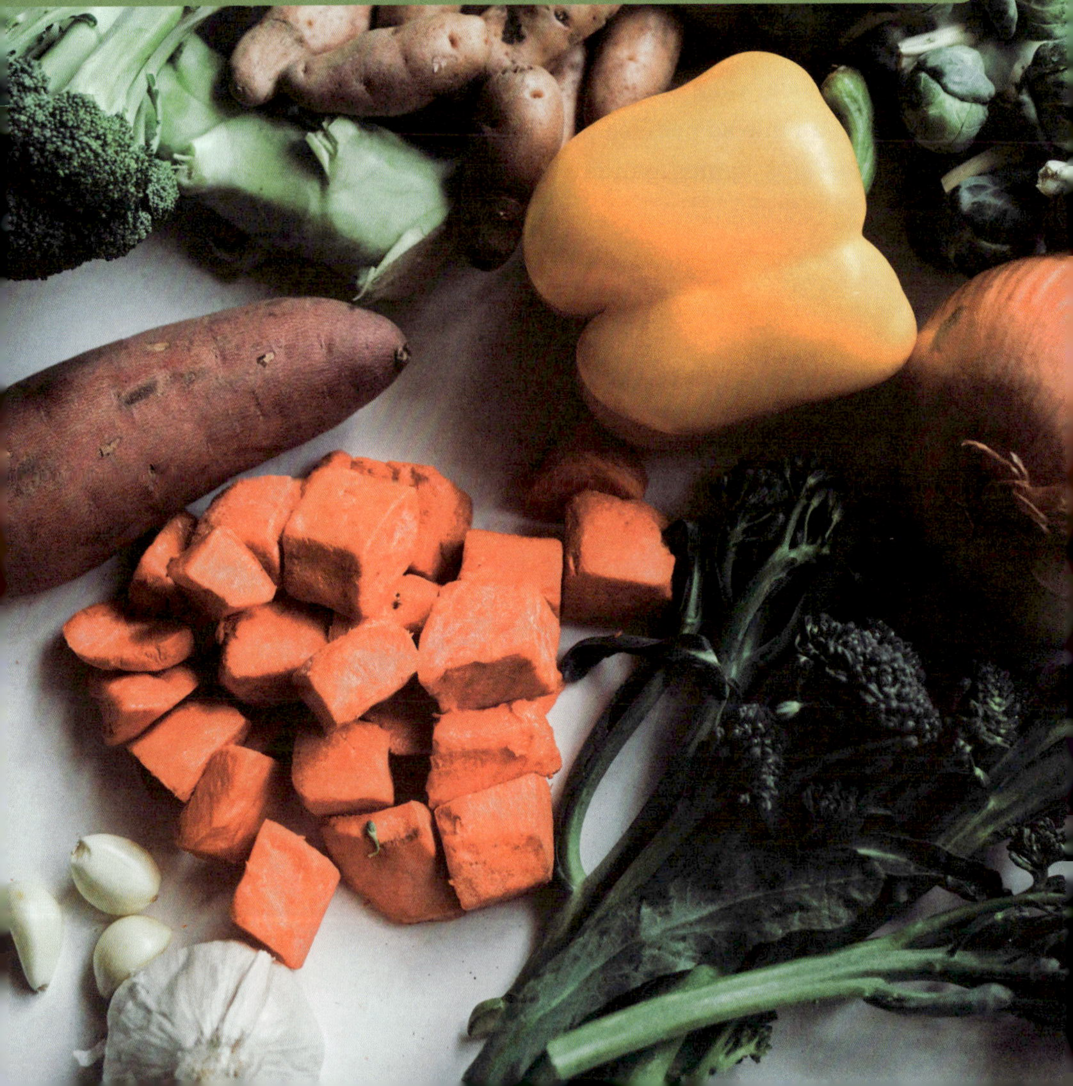

LEGUMES COZIDOS NO VAPOR DO MICRO-ONDAS, SIM, SENHOR

Praticidade é a palavra de ordem aqui e é sempre uma mão na roda ter uns legumes já pré-cozidos na geladeira para garantir a parte "saudável" da sua refeição.

Teorias da conspiração não faltam, mas ainda não há nenhum estudo contundente que desaprove o uso do micro-ondas e ele pode ser um excelente aliado na batalha por uma alimentação mais equilibrada.

Não estou pedindo para você fazer uma picanha nas ondas eletromagnéticas, mas para agilizar preparos e esquentar as sobras do dia anterior o micro-ondas pode, e deve, ser seu grande amigo.

Antes de explicar como fazer, vou aproveitar para dizer que você pode usar os legumes *in natura*, comprados na feira ou no mercado, mas também pode se valer de seletas de legumes congelados. Sim, congelados! E quando eu falo congelados não estou falando daquela história complexa de fazer branqueamento e congelar os legumes. Estou falando de comprar um belo pacotinho de couve-flor congelada no supermercado porque, convenhamos, às vezes comprar uma couve-flor inteira é pedir para ela ficar esquecida e acabar estragando na geladeira.

Não tenha medo do setor de congelados do mercado. Só cuide para ler bem os rótulos e não comprar nada pré-preparado. Brócolis congelado tem que ter só brócolis escrito no rótulo. Assim como vagem, espinafre e por aí vai.

Então vamos ao que interessa.

Ingredientes necessários para cozinhar legumes no micro-ondas: água, os legumes em questão, micro-ondas, recipiente adequado para micro-ondas, prato fundo.

Nota 1. Vamos evitar explodir a casa, então, via de regra, plástico não vai ao micro-ondas.

Nota 2. O prato fundo é para fazer o vapor circular e cozinhar o alimento, mas se você tiver aquela tampa maravilhosa que costuma vir com o micro-ondas, use e abuse. Se não tiver a tampa, qualquer prato fundo que cubra totalmente a superfície do recipiente fará o mesmo efeito.

Nota 3. O tempo de cozimento vai variar de um legume para outro, mas também vai variar de acordo com o seu gosto. Para um resultado mais *al dente*, que agrada ao paladar dos puristas gourmets, leva menos tempo, mas se você quer o legume mais mole, precisa cozinhar um pouco mais.

Além disso, tem aquela grande verdade de que tudo pode mudar de um micro-ondas para outro, então, use os valores que eu indico como base, mas não tenha medo de testar. Comece com um tempo menor e vá subindo de 1 em 1 minuto até encontrar o seu ponto de cocção perfeito.

Se usar os legumes congelados, basta dobrar o tempo.

Pouco importa o legume, o passo a passo é sempre o mesmo e é bem simples (exceto para tubérculos, mas falaremos deles em outra ocasião). Comece lavando e picando se e como quiser (digo "se" pois adoro cozinhar couve-flor e brócolis inteiro porque acho que fica lindo).

Lavou? Picou? Agora basta colocar o legume na travessa (apropriada para micro-ondas), acrescentar um fundinho de água (se quiser medir, pode colocar umas 5 colheres de sopa de água, mas pode ser no olhômetro mesmo) e levar ao micro-ondas coberto com a tampa ou prato fundo em potência alta.

Quando apitar, use uma luva ou pano de prato para tirar a tigela do micro-ondas e retire a tampa (ou prato) virando para o lado oposto do seu rosto/corpo para não se queimar. Vai sair uma fumaça superquente e você vai ter a prova concreta de que seus legumes foram, mesmo, cozidos no vapor. Espete um garfo para testar a consistência e, se necessário, volte a cozinhar de 1 em 1 minuto até chegar no ponto desejado.

E pode ficar tranquilo: eu também acho que não tem nada mais sem graça do que comer legumes puros no vapor. Isso não deveria ser nem comida de doente em hospital.

Segue firme que daqui a pouco vêm as dicas de temperos e molhos que vão incrementar esses vegetais.

Valores de referência de tempo de cozimento de alguns legumes no micro-ondas:

Brócolis e couve-flor picados em floretes: 3 minutos
Brócolis e couve-flor inteiros: 5 minutos
Abobrinha: 2 minutos
Cenoura: 5 minutos
Espinafre e couve: 2 minutos
Vagem: 5 minutos
Beterraba: 12 minutos

MOSTARDA FERMENTADA CASEIRA

Essa receita mudou a minha vida. Sabe os tais prebióticos que falamos? Então, os fermentados são prebióticos naturais excelentes, ajudam na imunidade e pelo fato dos grãos serem germinados, a absorção dos nutrientes é ainda maior, além de melhorar a capacidade de digestão para quem tem o intestino inflamado ou intolerante. Maneira perfeita de garantir uma alimentação saudável sem sofrer com o desconforto dos gases e aquela sensação de inchaço e peso.

E quando é que você poderia imaginar que mostarda haveria de ser um prebiótico? Que mostarda poderia ser um remédio natural? Pois então. É!

Essa mostarda é uma mão na roda e vai muito além do sanduíche. Ela pode ser um excelente tempero e serve para incrementar qualquer prato. Ainda mais por ser uma mostarda caseira naturalmente fermentada.

E como por aqui, o que é bom, sempre pode melhorar, a receita é mais do que simples.

Tudo o que você precisa é de um pote de vidro com tampa de rosca que feche bem. Tipo aqueles potes de maionese, de geleia, de palmito etc.

Além do pote, para fazer mostarda precisa de, pasmem, mostarda.

Se você é curioso, já deve ter se deparado com sementes de mostarda na ala dos temperos e especiarias do mercado. Se não prestou atenção, confia que elas estão lá. Pode ser a amarela, pode ser a marrom e pode ser um mix das duas. O importante é que, no total, você tenha ½ xícara dos grãos. Separe também ½ xícara de vinagre de maçã ou vinagre de vinho branco, que são mais neutros em gosto, e ¼ de xícara de água filtrada (ou mineral). Para finalizar a magia, basta 1 bela colher de sopa de sal grosso.

Sim, a água tem que ser filtrada e eu recomendo usar sal grosso em vez do refinado porque o iodo do sal refinado pode interferir na fermentação.

O processo não poderia ser mais fácil. Já dentro do potinho, dissolva o sal na água. Acrescente o vinagre, as sementes de mostarda e misture.

Feche bem o pote e deixe descansando em lugar fresco e longe do sol por cerca de 10 dias. No segundo dia você já vai notar algumas bolhas de ar se formando e é sempre bom abrir e fechar o pote a cada dois dias para deixar o ar sair.

Depois dos 10 dias sua mostarda está pronta!

Eu gosto de bater levemente com o mixer para ela ficar cremosa, mas ainda com alguns grãos. Se você prefere ela sem grãos, é só colocar no processador e bater mais (pode acrescentar um pouco de água se achar necessário, mas só um pouquinho).

Não precisa guardar na geladeira. Basta deixar na despensa, longe da luz e num cantinho fresco. Dura dias, semanas, meses, anos. Sim, anos. Essa é a magia dos fermentados.

E não para por aí. Essa é apenas a base da mostarda caseira. Na hora de bater você pode adicionar diferentes temperos como ervas, pimenta, e até mel.

Deixe a criatividade solta e delicie-se.

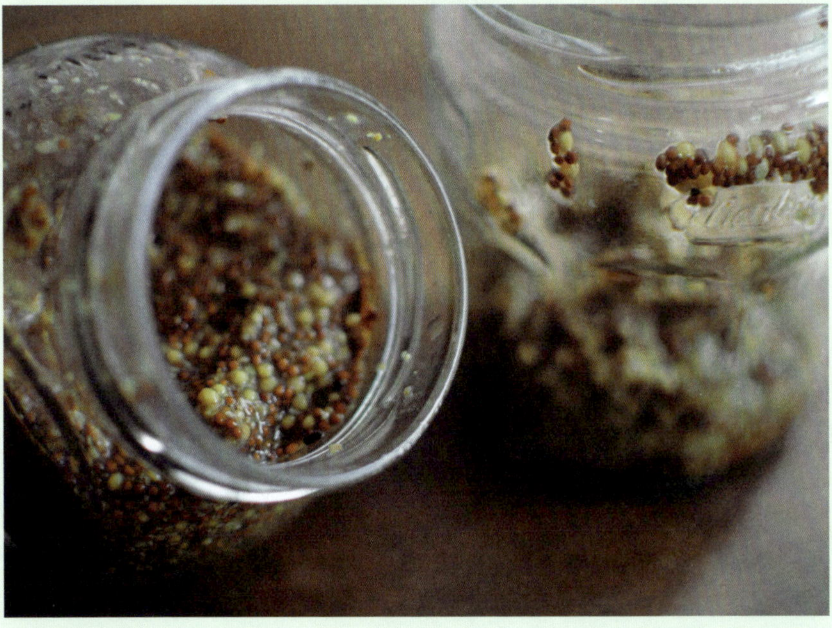

"BAKED POTATO" NO MICRO-ONDAS

Essa coisa de vida saudável é muito legal, mas tem dias que bate aquela vontade de se jogar na tal da "*junk food*". Vontade de comer a famosa "porcaria", de enfiar o pé na jaca. Não é bacana chamar comida de lixo (*junk* é lixo em inglês) ou porcaria, mas não vamos entrar nesse mérito.

Vamos aproveitar e ver que dá para descolar uma bela batata assada recheada que nem aquela que vende na praça de alimentação do shopping, mas com ingredientes muito mais saudáveis e no conforto do nosso lar. Sem contar que vai sair mais barato.

Tudo o que você precisa para preparar esta iguaria é um micro-ondas, papel-toalha e uma faca de ponta. Batata e o recheio que, aqui, é ao gosto do freguês. Você pode usar qualquer batata: yakon, asterix e até batata-doce. O importante é escolher uma batata bem bonita, grandinha e com a casca sem manchas.

Lave bem a batata (use uma escovinha para esfregar a casca) com água corrente e seque com um pano de prato e, se houver alguma imperfeição na casca, corte fora.

Com a ponta da faca você vai fazer pequenos furos por todo o tubérculo. Pode ser com um garfo também. O importante é fazer os furinhos. Isso vai permitir que o ar circule pela batata impedindo um mega-acidente que faria, eventualmente, explodir o seu micro-ondas.

Enrole a batata no papel-toalha e, com as mãos, umedeça o papel. Jogue umas gotas com os dedos, não precisa ficar muito molhado. É umedecer mesmo. Coloque a batata envolta no papel-toalha direto no prato do micro-ondas — afinal ninguém precisa de mais louça para lavar — e cozinhe por 4 minutos em potência alta.

Enquanto a batata cozinha, você prepara o recheio. Pode ser simplesmente um queijo cremoso, alguns cogumelos salteados no azeite, espinafre, pimentão, cebola, tomate. A batata é sua e você come como quiser.

A dica é abrir a geladeira e ver o que tem na mão para incrementar esse prato. Que tal uma colherada da mostarda caseira (receita página 200). Ou um molho pesto de rúcula e abacate (receita página 210).

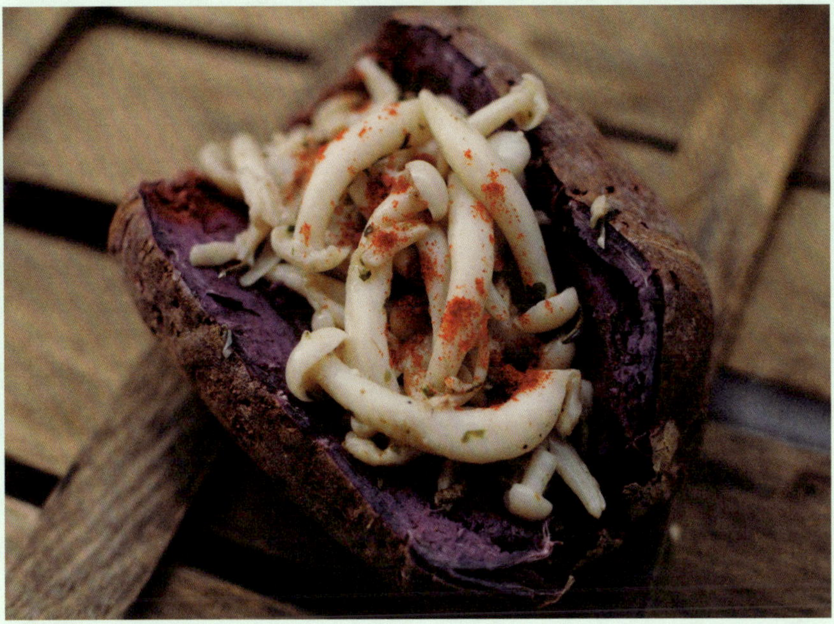

Vale, inclusive, temperar só com algumas ervas, regar um fio de azeite e comer pura. Você quem manda.

Mas voltemos a batata que está assando rapidinho. Quando o micro-ondas apitar, espete a batata com a ponta da faca (ou garfo) para ver se está no ponto. Se preciso for, cozinhe mais um pouco, mas sempre de 1 em 1 minuto para não fazer um purê. Quando estiver na consistência certa, retire a batata do micro-ondas com a ajuda de uma luva ou pano de prato e desenrole do papel-toalha.

Agora é só cortar ao meio, temperar com sal e pimenta-do-reino, e colocar o recheio. Lembrando que, se deixamos a batata com a casca, é para comer a tal da casca e não para deixar de lado. Aproveite ao máximo todos os nutrientes desse tubérculo delicioso.

Nota: Você pode fazer a mesma batata no forno convencional. Enrole em papel-alumínio para acelerar o processo e leve ao forno alto (220°C) por cerca de quarenta minutos a uma hora (vai depender do tamanho da batata e da força do seu forno).

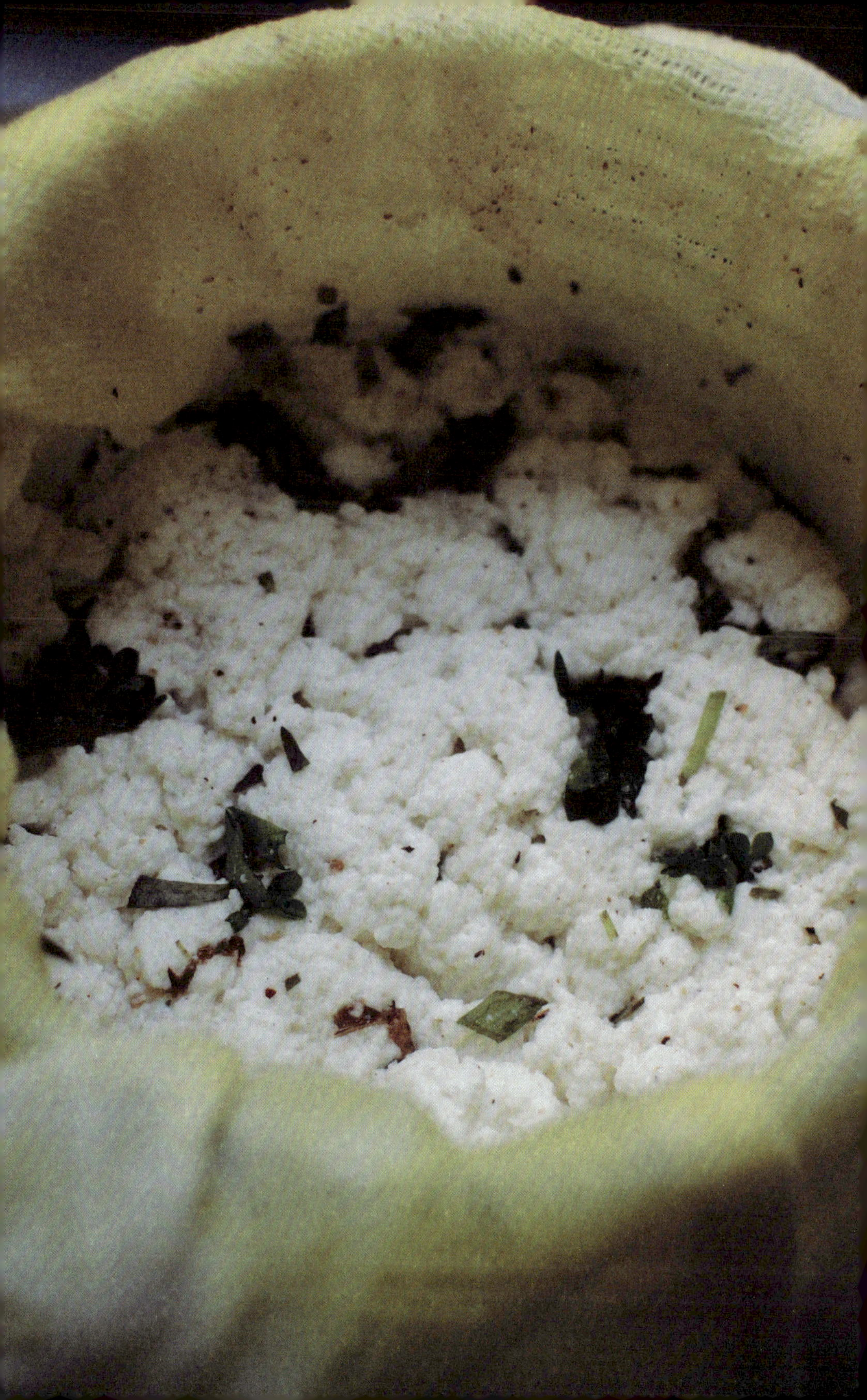

RICOTA CASEIRA

O dia que você constata que fazer um queijo fresco tipo ricota em casa é supersimples você passa a querer ter uma vaca no meio da sala.

Aqui você vai aprender a base de uma ricota simples e salgadinha, que vai ganhar raios gourmetizadores com o uso e abuso de ervas e especiarias.

Além dos ingredientes listados abaixo, você vai precisar de uma peneira ou escorredor de macarrão e uma fraldinha ou pano de prato fino.

Os ingredientes e utensílios são bem basiquinhos e só vai faltar a vaca no meio da sala da sua casa.

A gente começa com 1 litro de leite fresco. Leite fresco é aquele que vende na geladeira do supermercado. Não pode ser leite em embalagem longa-vida. Para fazer o queijo, precisamos talhar o leite e para isso vamos usar 4 colheres de sopa de suco de limão ou vinagre de maçã, sim, de maçã, porque vinagre de vinho vai dar um gosto bem forte e estranho à sua ricota. Finalizamos com ½ colher de chá de sal e uma colher de café de noz-moscada. Confesso que a noz-moscada é opcional, mas fortemente recomendada.

Separou os ingredientes? Agora corre no armário para pegar uma peneira ou escorredor de macarrão e um tecido de algodão bem fininho, como o das fraldinhas de bebê, que pode ser facilmente substituído por um pano de prato, daqueles estilo saco de pano de chão ou mesmo um voal, pois precisamos que a trama do tecido seja porosa e aberta para escorrer o líquido.

Use uma panela grande para não chorar sobre o leite derramado e gastar mais tempo limpando o fogão do que fazendo o queijo.

Coloque todo o leite na panela e leve ao fogão, em fogo alto, até ferver.

Se você nunca ferveu leite, um aviso: fique de olho porque a espuma transborda de um minuto para o outro.

Quando começar a levantar fervura, desligue o fogo e acrescente o vinagre ou o suco de limão.

Misture delicadamente e você vai ver umas bolinhas se soltando, como se o leite estivesse talhando.

Essas bolas são chamadas de curdos e são elas que vão compor o nosso queijo.

Acrescente o sal e deixe essa mistura descansando por 5 minutos.

Cubra a peneira ou escorredor com o tecido e, devagar, jogue o leite e seus curdos para escorrer. Adicione a noz-moscada e misture bem.

A noz-moscada é opcional, mas ela combina tanto com preparos de laticínios que já deveria sair direto de dentro da vaca.

Não desperdice esse soro que sai do outro lado do escorredor. Ele é uma excelente fonte de proteína que pode ser usado em caldos e marinadas.

Quando você tiver só os curdos no tecido, faça uma trouxinha e esprema com as mãos para retirar o que restou do soro.

Se estiver muito quente, espere um pouco para realizar esta etapa.

Você vai ver que o resultado é um bloco de queijo firme, mas ainda um pouco esfarelento.

Transfira este queijo para um pote bem fechado e leve à geladeira por, pelo menos, quatro horas.

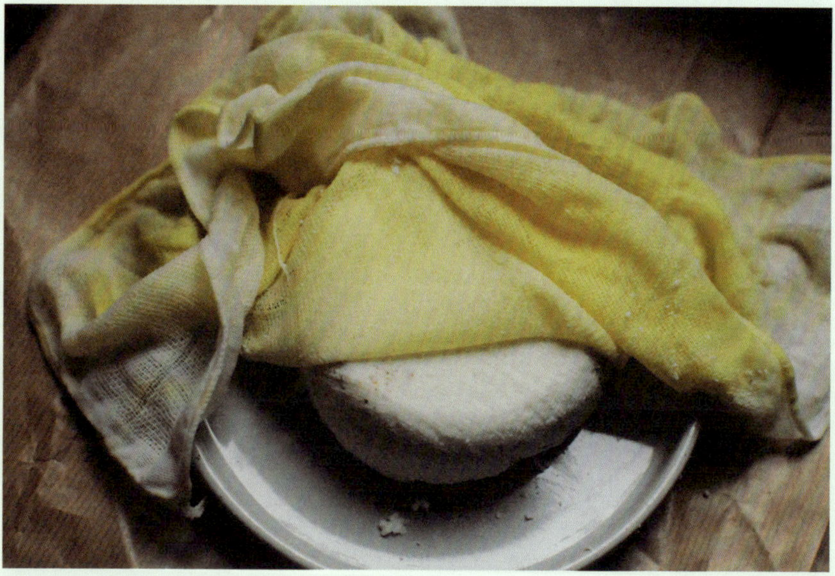

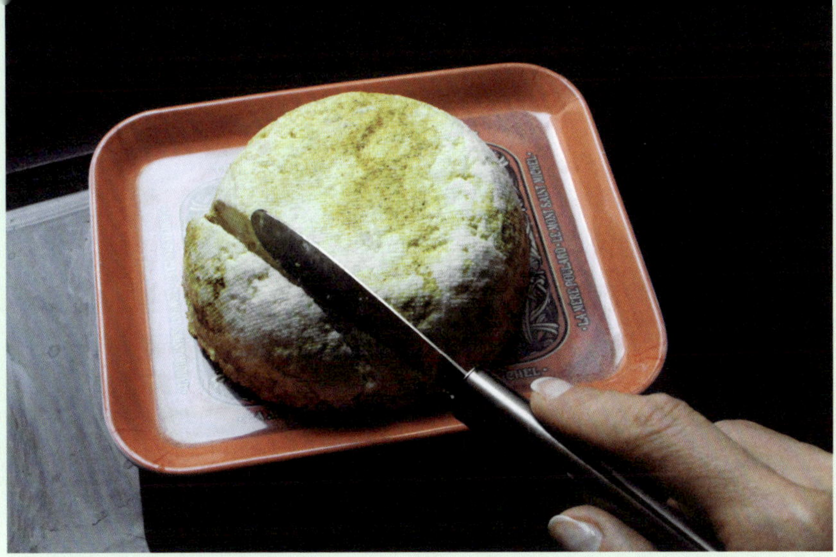

Esta ricota vai bem em uma salada de beterraba com folhas verde-escuras, incrementa um macarrão ao sugo e fica ótima numa *bruschetta* ou em um sanduíche básico.

E que tal inovar cortando fatias de um dedo de espessura e grelhando com um pouco de azeite, servidas com um fiozinho de mel?

E por falar em mel, com uma geleia caseira ou com compota de frutas é uma combinação perfeita.

Raio gourmetizador:

Como eu disse, essa é apenas a base da ricota e ela pode, e deve, ser como uma tela em branco para a sua criatividade e desejos culinários.

No momento em que colocamos a noz-moscada, também poderíamos ter acrescentado um pouco de pimenta-do-reino moída na hora. Ervas como estragão, manjericão e orégano também formam uma boa combinação com a ricota.

E por que não ir além e temperar com uma colher de café de *curry* em pó para um queijo bem amarelinho e com um toque oriental?

Quer se aventurar em uma versão agridoce? Nozes, castanhas e frutas como ameixa, mirtilo e cereja picadinhas ficam excelentes se misturadas à ricota.

Lembre-se, o processo segue sendo o mesmo.

Verse os curdos no tecido e, neste momento, solte sua criatividade e tempere ou gourmetize como você quiser.

GASPACHO DE TOMATE E PIMENTÃO ASSADOS

Tem dias que a gente até teria tempo para cozinhar, mas dar atenção aos filhos ou ao cônjuge, ligar para a melhor amiga, perder tempo nas redes sociais, maratonar uma série na Netflix ou, simplesmente, não fazer nada, parecem ser alternativas muito mais interessantes.

E é nestes momentos que tudo o que precisamos fazer é deixar a cozinha trabalhar por nós. E quando eu digo cozinha, neste caso, falo do forno.

Preparos no forno, por vezes, levam um pouco mais de tempo, mas, quando a receita é simples, você pode fazer o que quiser enquanto ele faz o serviço pesado.

Eu chamo de gaspacho, mas você pode chamar de sopa. Pode servir fria num dia de verão ou bem quentinha para aquecer o inverno.

Versatilidade é a palavra de ordem aqui.

Nem preciso dizer que para fazer gaspacho de tomate e pimentão nós precisamos de tomate e pimentão, né? 3 tomates italianos e 2 pimentões vermelhos cortados ao meio e sem semente. A semente do pimentão é o que o torna indigesto e a do tomate, confesso, nem sempre tiro.

Separe 2 dentes de alho com casca e tudo e descasque e corte ao meio 1 cebola roxa, ou qualquer cebola que você tiver ou preferir. Eu sugiro a cebola roxa por ela ser mais adocicada e ficar bem caramelizada depois de assada.

Ligue o forno em 220°C antes de começar a picar os legumes, mas não se preocupe em preaquecer. Não vamos assar bolo e a temperatura pode ir subindo conforme o alimento cozinha.

Forre uma assadeira com papel-manteiga. Aproveito este momento para fazer um parêntese e dizer: tenha sempre papel-manteiga na sua cozinha! Ele é um forte aliado para evitar que você exagere no uso de gordura na comida. Retomando... espalhe os ingredientes pela assadeira com a polpa para baixo. Tempere com o sal e a pimenta calabresa a gosto, lembrando que sal sempre dá para colocar mais, mas não se pode voltar atrás, e que a pimenta calabresa é forte. Acrescente 1 colher de sopa de azeite (sim, aqui a gente mede azeite e não tem essa história de "um fiozinho" porque "um fiozinho" é muito relativo) e leve ao forno para assar por cerca de 40 minutos.

O ponto certo é quando os tomates murcharem e a cebola caramelizar.

Não esqueça que você colocou o alho para assar com casca. Tire a casca, coloque-o junto com os demais ingredientes dentro do liquidificador e bata até obter um creme espesso.

Se quiser mais líquido, adicione um pouco de água.

Prove para ajustar o sal e a pimenta e sirva quente com coentro ou salsinha fresca picada ou frio com hortelã fresca.

A versão fria fica ótima se acompanhada de um belo pão de fermentação natural e a sopa quente pode ser servida com uma suculenta bola de muçarela de búfala fresca ou com ricota caseira (receita na página 201).

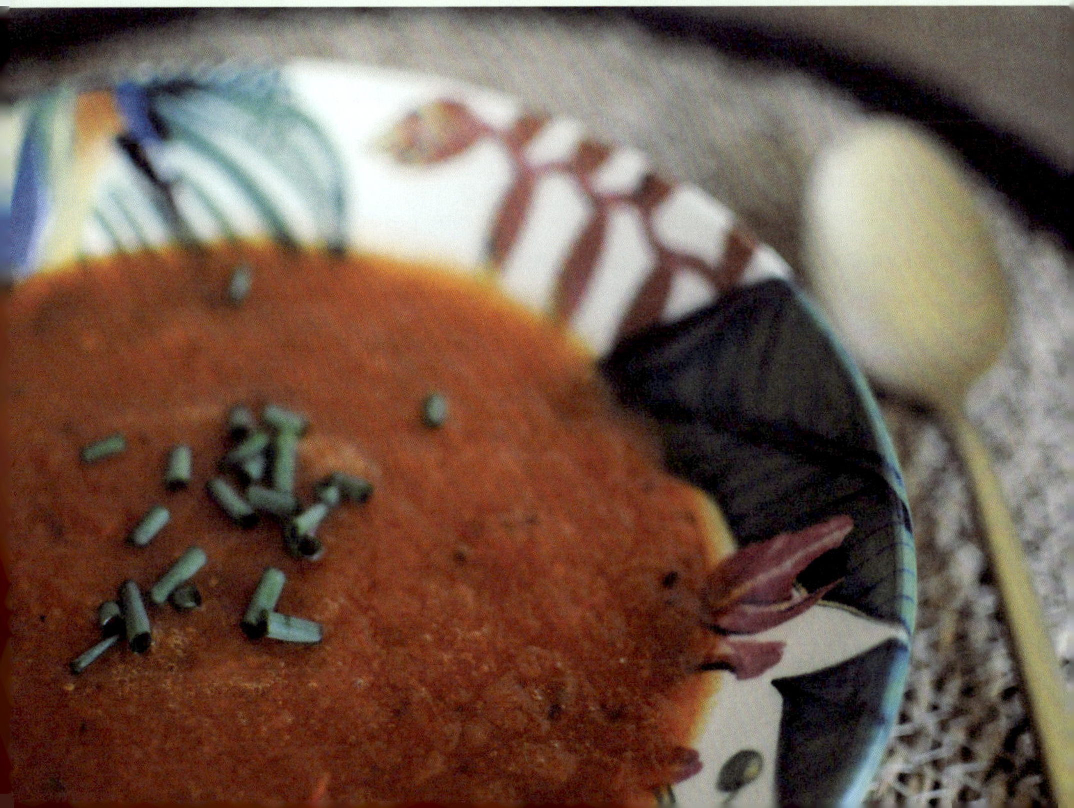

MOLHO *PESTO* DE RÚCULA COM ABACATE

Se tem algo que eu aprendi na vida é que abacate é um santo remédio. Rico em vitaminas B5, B6, C, E, K e folato, ele ainda contém muitos minerais, como o potássio, sendo que seu teor é maior do que o da banana. Mas seu maior benefício é em relação aos carboidratos que são do tipo fibras e ajudam o intestino a funcionar melhor, aumentam a absorção de toxinas e ainda alimentam as bactérias boas do intestino.

Abacate vai bem na vitamina, *in natura* ou com mel e limão transformado em uma sobremesa deliciosa e prática para finalizar qualquer refeição com estilo.

Mas além dos doces, a culinária mexicana nos provou, com a suculenta guacamole, que abacate também tem o seu valor no preparo de pratos salgados.

Ele faz parte das tais gorduras boas que tanto ouvimos falar, e sua cremosidade e neutralidade são coringas para criar pastas a molhos.

O molho *pesto* original é feito com bastante azeite, manjericão, pinoli, alho e queijo parmesão. Uma delícia! Mas é um molho pesado para ser usado no dia a dia, além de não ser a opção mais barata em termos de ingredientes.

Aqui, nós vamos substituir o azeite pelo abacate e o manjericão por rúcula, mas você também pode usar espinafre ou agrião e até couve.

Pique meio de qualquer jeito 2 xícaras de rúcula e jogue dentro do liquidificador ou processador de alimentos junto com 3 dentes de alho descascados, 2 colheres de sopa de castanha de caju, suco de um limão tahiti e ½ abacate maduro.

Bata, bata, bata até obter um creme encorpado e cheiroso e adicione sal e pimenta-do-reino (de preferência moída na hora). Eu recomendo você provar o molho antes de salgar porque o alho e o suco de limão são fortes e assim você não erra na dose.

Se você preferir uma textura mais líquida, coloque um pouco de água e bata mais. Mas cuide para acrescentar a água aos poucos para não terminar com um suco de abacate no final.

Guarde em um pote hermético na geladeira por até 10 dias.

Vale lembrar que o *pesto* é um molho que se serve frio.

Se você quiser usar para acompanhar uma bela massa, basta acrescentar algumas colheres ao macarrão já cozido e pode finalizar o prato com lascas de parmesão, algumas folhas de manjericão, salsinha picada ou uma simples muçarela de búfala fresca.

Além do macarrão, este *pesto* é uma excelente alternativa para incrementar um sanduíche, para temperar a salada e até para dar cara nova a um peito de frango ou uma posta de peixe assado.

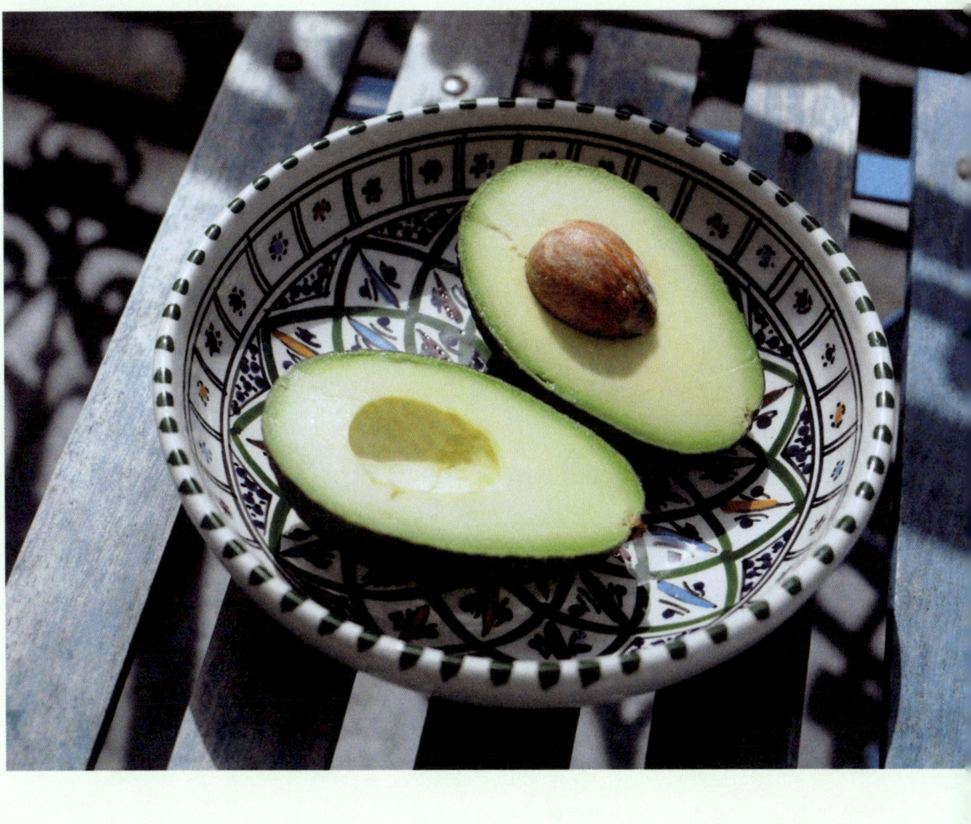

MAIONESE DE ABACATE

Fazer maionese tradicional é relativamente simples. Ovo, óleo, sal, limão. A astúcia é adicionar o óleo em fio, devagar, enquanto bate os ovos com sal e limão, para ficar encorpado. Se não, vira suco de ovo com óleo e isso, ninguém merece.

Essa receita de maionese, além de ser vegana (por não levar ovo), tem um que a mais em termos nutricionais pois se vale do nosso queridinho abacate para dar cremosidade.

Além de ser muito mais simples porque não precisa se preocupar com essa história de acrescentar óleo em fio.

Você já entendeu que o abacate é extremamente valioso para a saúde e se você ainda não virou fã de carteirinha desta belezinha, preste atenção nesta informação.

O abacate tem gordura, claro, isso todo mundo já entendeu. Está super na moda falar das "gorduras boas". Mas o que você não sabe é que ele contém zero colesterol, como todos os vegetais, e esta tal gordura boa é a gordura monoinsaturada, predominantemente ácido oleico,

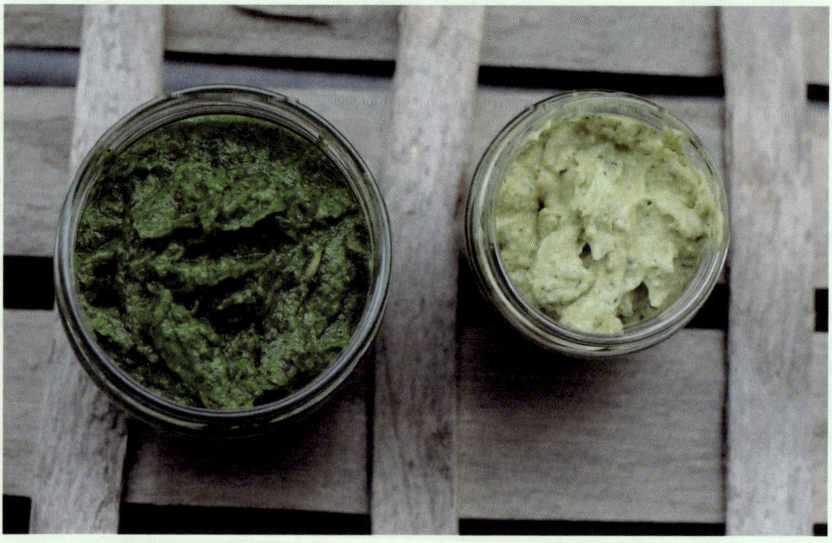

capaz de reduzir inflamações e todas as doenças que elas podem trazer. E, para melhorar, essas gorduras podem ser aquecidas sem problema pois não se oxidam facilmente.

Agora vamos ao que interessa, jogue a maionese industrializada no lixo (mas guarde o potinho) e coloque o abacate no lugar dela.

Nota: você pode fazer um estoque de abacate quando for época e congelar que ele fica ótimo.

Precisamos do suco de 1 limão tahiti e ½ colher de chá de sal. Se você ainda não investiu em uma balancinha de cozinha, agora é a hora. Pese 250g de abacate bem maduro (só a polpa) e meça 50ml de óleo de abacate. O óleo de abacate é bastante neutro e ótimo para preparações como esta, mas se você preferir pode usar óleo de girassol. Para saber mais sobre os óleos volta lá na página 118.

Bata tudo com um mixer, processador de alimentos ou no liquidificador e pronto.

Ou não...

Essa é apenas a versão básica da maionese que, apesar de ser verdinha por conta do abacate, não é aquela tal maionese "da casa" que é servida nas lanchonetes.

Por isso agora é hora de soltar a criatividade e fazer a maionese original da sua casa.

Quando a base estiver pronta, bata com um punhado de salsinha ou coentro e acrescente um pouco de pimenta-do-reino. Outra ideia é bater junto com dois dentes de alho e meia colher de chá de cúrcuma ou com algumas folhas de hortelã fresca.

Explore aromas e texturas e crie a sua versão original de maionese caseira.

CREME DE GRÃO-DE-BICO

Cozinhar grão-de-bico é igual cozinhar feijão. Deixa no demolho por pelo menos 8 horas, escorre a água e bota a panela de pressão para funcionar. Você pode cozinhar bastante e deixar congelado para sempre ter à mão. No entanto, tem dias que a gente não teve tempo de se programar e, mesmo com toda a boa vontade do mundo e estando disposto a cozinhar o grão-de-bico, não rolou o demolho.

Não se preocupe. Você já deve ter notado que, no supermercado, tem grão-de-bico enlatado (e até congelado) para vender e ele pode ser um coringa na despensa. E se você nunca notou, passe a notar. Nunca é demais lembrar que sempre precisamos ler o rótulo e não compre nada que tenha ingredientes com nomes que você não consegue reconhecer. Normalmente, na latinha de grão-de-bico tem que ter grão-de-bico, água e sal.

Não tem problema nenhum se valer desta praticidade, mas, deixo aqui uma sugestão. Quase um apelo. Descarte todo o líquido que tem na lata e lave os grãos em água corrente usando um escorredor de macarrão ou uma peneira para retirar o eventual excesso de sódio.

Além do grão-de-bico já pronto, aqui a gente também vai usar temperos secos que vão tornar este preparo ainda mais simples. Aquele refogado de alho e cebola fazem toda a diferença em uma preparação, mas nem sempre temos tempo (ou paciência) de chorar picando cebola e de ficar com as mãos cheirando a alho. Eu sempre tenho na despensa uma boa quantidade de alho e cebola em pó. Sim, em pó! Deixei o trabalho de descascar e picar para outra pessoa, que desidratou o alho e a cebola e triturou. Simples assim.

Mas atenção! Não é alho e cebola fritos, é desidratado e triturado, em pó.

Já estabelecemos que grão-de-bico enlatado é um coringa na hora do desespero então corre na despensa pegar o seu ou, se você estava com tempo, queremos 400g de grão-de-bico cozido em casa.

Para dar gosto vamos usar e abusar de especiarias. Pegue 1 colher de sobremesa de tahine (que você vai aprender a fazer na próxima receita), 2 latas de grão-de-bico cozido de 200g cada (ou 400g de grão-de-bico cozido em casa mesmo), 1 colher de café de gengibre em pó, 1 colher de chá de cebola desidratada e 1 colher de café de alho desidratado. Você vai virar fã destes pozinhos mágicos.

Pimenta calabresa (ou do reino) e uma pitada de sal, que é a gosto, mas pega leve principalmente se você usar o grão-de-bico enlatado. É a famosa história do sempre dá para colocar mais, mas não dá para tirar.

Abra a lata, lave rapidinho o grão-de-bico, jogue no liquidificador com ½ xícara de água e todos os outros ingredientes e bata. Eu sempre gosto de ir colocando a água aos poucos, porque assim eu consigo controlar a textura do creme. Questão de gosto e dia. Tem vezes que eu quero mais grosso e dias que eu quero mais fluido.

Este creme pode ser servido quente ou frio. Na hora de servir, na versão quente você pode salpicar cheiro-verde ou coentro e, se quiser comer frio, raspas de limão e uma pitada de páprica vão acentuar o frescor da receita e, ainda por cima, dar uma corzinha super bonita.

TAHINE

Tahine é o ingrediente fetiche da cozinha árabe. Vai no *hommus* e em mais mil preparações, deixando qualquer receita com um toque oriental. Mas é um produto caríssimo, além de ser cheio de conservantes.

Agora vem o pulo do gato. Tahine nada mais é do que uma pasta de gergelim torrado que leva apenas um ingrediente: gergelim. Receita de um ingrediente só, que vai te fazer economizar dinheiro e garantir um trunfo na sua despensa é o que mais a gente quer nesta vida.

Esta receita eu "aprendi" com a tunisiana dona da vendinha onde eu compro meus temperos aqui na esquina de casa (em Paris) e vou compartilhar a dica que ela deu: quanto mais gergelim você colocar, mais fácil vai ser para bater.

Eu usei 2 xícaras de gergelim cru.

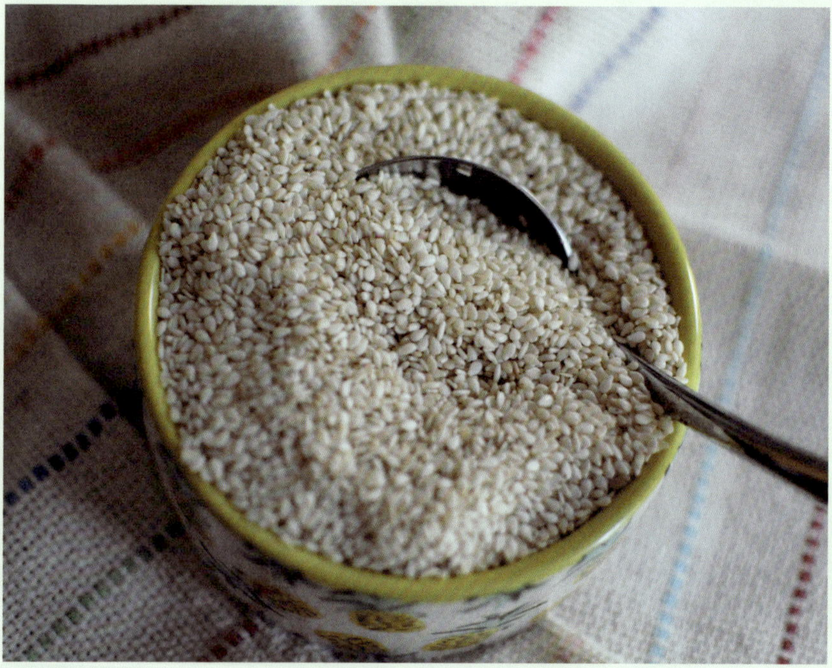

É possível já comprar o gergelim torrado, mas eu recomendo comprar cru pois você controla o ponto de torra e ainda pode aproveitar o que sobrar em outras preparações.

Leve o gergelim para torrar em uma frigideira grande onde eles possam ficar bem espalhados. Pode usar fogo alto para agilizar o processo, mas, além de usar uma panela ou frigideira grande, cuide para mexer as sementes de vez em quando para não queimar em baixo. Quando começar a dourar e o cheiro amendoado invadir sua casa, está no ponto.

Torrar o gergelim, além de dar um gosto mais adocicado à tahine, ajuda no processo, pois o calor faz soltar o óleo da semente com mais facilidade quando você bater.

Agora, a única coisa que você precisa é ter um pouco de paciência.

Transfira o gergelim para um processador de alimentos (ou liquidificador) e faça como a Ana Maria Braga, ligue uma música bem alto e bata.

Eu interrompi a bateção duas vezes para misturar um pouco, já que a pasta tende a se concentrar e grudar nas paredes do processador/liquidificador.

Em 8 minutos o gergelim se transformou em uma pasta cremosa como que em um (longo) passe de mágica.

Quanto mais bater, mais líquido fica. Quanto menos bater, mais granulado e rústico. Cada um faz como gosta.

Você pode variar e usar gergelim preto. O gosto é mais suave. Prove os dois e descubra o seu favorito.

Prepare uma boa quantidade e tenha sempre tahine à mão. Guarde em um pote de vidro bem fechado. Na despensa, ele dura cerca de 3 meses e na geladeira dura até 6 meses.

MOLHO DE TAHINE COM LIMÃO NA COUVE-FLOR ASSADA

Você não leu errado. Não é couve-flor assada com molho de tahine e limão. A estrela aqui é o molho mesmo. A couve-flor, inclusive, é só sugestão e você pode substituir por brócolis, abobrinha, berinjela, cenoura...

Mas sejamos coerentes com o título da receita e vamos começar com 1 couve-flor cortada em floretes.

Ligue o forno em 220°C. Se você esquecer de preaquecer não se preocupe, só vai demorar um pouco mais para ficar pronto.

Vamos começar pela couve-flor (ou o legume que você escolher). Uma sugestão preciosa é cozinhar o legume antes para agilizar o processo do forno. Lá na página 193 tem o passo a passo para não perder tempo com essa etapa. Cuidado apenas para não passar o ponto. Você quer que fique bem *al dente* pois ainda vamos levar o prato ao forno para dourar.

Enquanto a couve-flor cozinha, você prepara a pastinha.

Basta misturar em um potinho 1 colher de sopa de tahine, suco de 2 limões tahiti, 1 colher de chá de alho em pó e ir acrescentando água aos poucos para dar o ponto. Para usar nos legumes assados, eu gosto mais pastoso; para molho de salada, prefiro mais fluido. Questão de gosto. Faça como você quiser.

Prove e acrescente sal e pimenta-do-reino a gosto.

Transfira a couve-flor cozida para uma assadeira que possa ir ao forno. Besunte bem com a pasta de tahine e limão, deixando o creme entrar em todos os cantinhos da couve-flor. Se você usar cenoura, berinjela ou abobrinha, recomendo fazer alguns talhos de leve para permitir que o molho penetre bem.

Leve a assadeira ao forno por uns 25/30 minutos ou até dourar.

Se você quiser incrementar o prato pode forrar a assadeira com rodelas de cebola e/ou rodelas do branco do alho-poró fazendo uma cama para deitar a couve-flor. A cebola e o alho-poró vão caramelizar e darão uma camada extra de sabor ao prato.

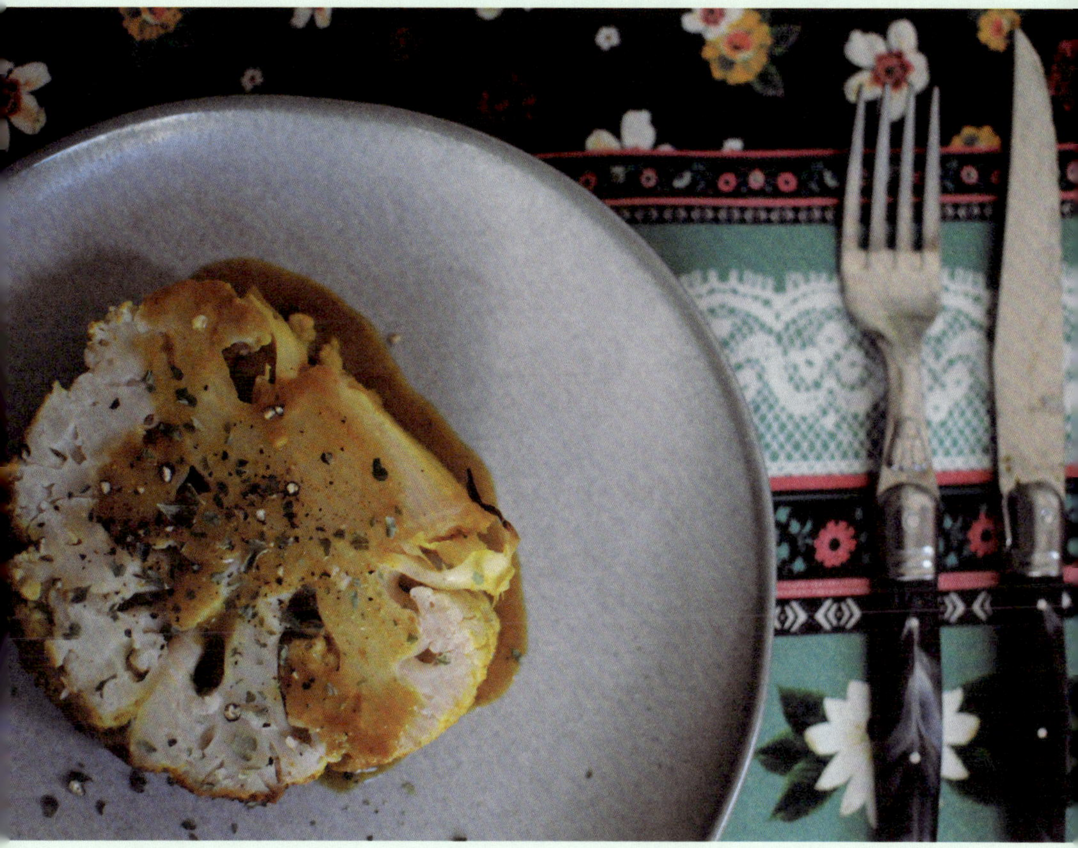

E que tal levar este molho para o churrasco? Você pode agregar valor saindo do básico colocando legumes como alho-poró, abobrinha, berinjela, abóbora, cebola, cenoura, na grelha e depois regar com o molho. E para o time dos carnívoros, a pasta vai muito bem com um belo peito de frango ou um peixe assado na brasa.

Ridículo de bom, ridículo de simples, ridículo de versátil.

ABOBRINHA COM *CURRY* E LIMÃO

O *curry* é uma especiaria típica da cozinha indiana e está cada vez mais popularizado no mundo todo. Cuidando para ler bem os rótulos, você pode encontrar *curries* maravilhosos prontos no supermercado.

Com essa especiaria saborosa e versátil vamos fazer uma misturinha simples, que fica pronta em um instante e dá um toque oriental e glamoroso a muitos pratos.

Lave bem 2 abobrinhas porque nós vamos usá-las com casca e tudo. Com elas limpinhas e sequinhas, corte ao meio no sentido do comprimento e com a ajuda de uma faca com ponta faça umas ranhuras na polpa. Você pode fazer desenhos e padrões bonitos, ou uns riscos simples. O importante é fazer pois são essas ranhuras que farão com que o molho penetre bem no vegetal, deixando-o suculento e impregnado com o tempero.

Agora vamos preparar o molho que vai encharcar a abobrinha. Misture em um potinho 1 colher de sopa de azeite de oliva, 1 colher de sopa de *curry* em pó, suco de 1 limão grande (pode ser taiti ou siciliano), 1 colher de sopa de tomilho seco, que é aquele que vende em saquinho e que dura um monte de tempo, 2 colheres de sopa de cebola em pó e 1 colher de sopa de alho em pó – sempre lembrando de prestar atenção na hora de comprar porque cebola e alho em pó são desidratados e não fritos. Sal e pimenta-do-reino é o quanto bastar, mas não esqueça que os temperos que estamos usando são fortes. Pegue leve no sal para não se arrepender.

Chegou a hora de botar a mão na massa e tudo o que você precisa fazer é ajeitar as abobrinhas em um refratário que possa ir ao forno e besuntar bem com pastinha. Não tenha medo de se lambuzar e esfregue bem o tempero pela abobrinha com a ajuda dos dedos.

Agora é só colocar no forno, que já está preaquecido a 220°C, por cerca de 25/30 minutos ou até dourar.

Esqueceu de preaquecer o forno? Não desanime. Ele vai esquentar e cozinhar as abobrinhas ao mesmo tempo, só vai demorar um pouco mais.

Está com pressa? Vai lá na página 193 onde tem o passo a passo para cozinhar legumes num piscar de olhos e cozinhe sua abobrinha pura picada em cubos. Quando estiver pronta, regue com o molho e sirva.

Além da abobrinha, este molho combina muito bem com couve-flor, peixe, frango e até camarão, podendo também ser explorado para temperar uma simples salada de folhas.

E só para lembrar, você não manteve a casca na abobrinha para jogar pro canto do prato. Elas são cheias de nutrientes e deliciosas. Não desperdice comida e saúde!

> **Nota:** Inove. Você pode substituir o *curry* por chili em pó, que nada mais é do que a nossa famosa pimenta-malagueta seca e moída. Use 1/2 colher de sopa e suspenda a pimenta-do-reino. Se você não for adepto da picância, pode usar páprica doce ou cúrcuma para variar o molho. Pode acrescentar folhas de hortelã fresca picadas ou até coentro.
>
> Não tenha medo de explorar e experimentar com especiarias novas.

PIMENTA SÍRIA

No Brasil, chamamos essa junção de especiarias de pimenta síria por serem sabores bastante explorados em pratos típicos da culinária do Oriente Médio, mas isso não significa que ela venha, obrigatoriamente, da Síria.

Se trata simplesmente de um combinado de cravo, canela, noz-moscada e pimenta-do-reino (comumente substituída por pimenta-da-jamaica), também conhecido como bahar (بهار), que significa especiaria em árabe.

É possível encontrar pimenta síria pronta no mercado, mas, infelizmente, muitas vezes elas contêm açúcar e outras substâncias desnecessárias. Sem contar que a versão caseira é bem mais barata.

Descole por aí um pote que feche bem hermeticamente. Você pode, inclusive, guardar potinhos de temperos que você tenha comprado e

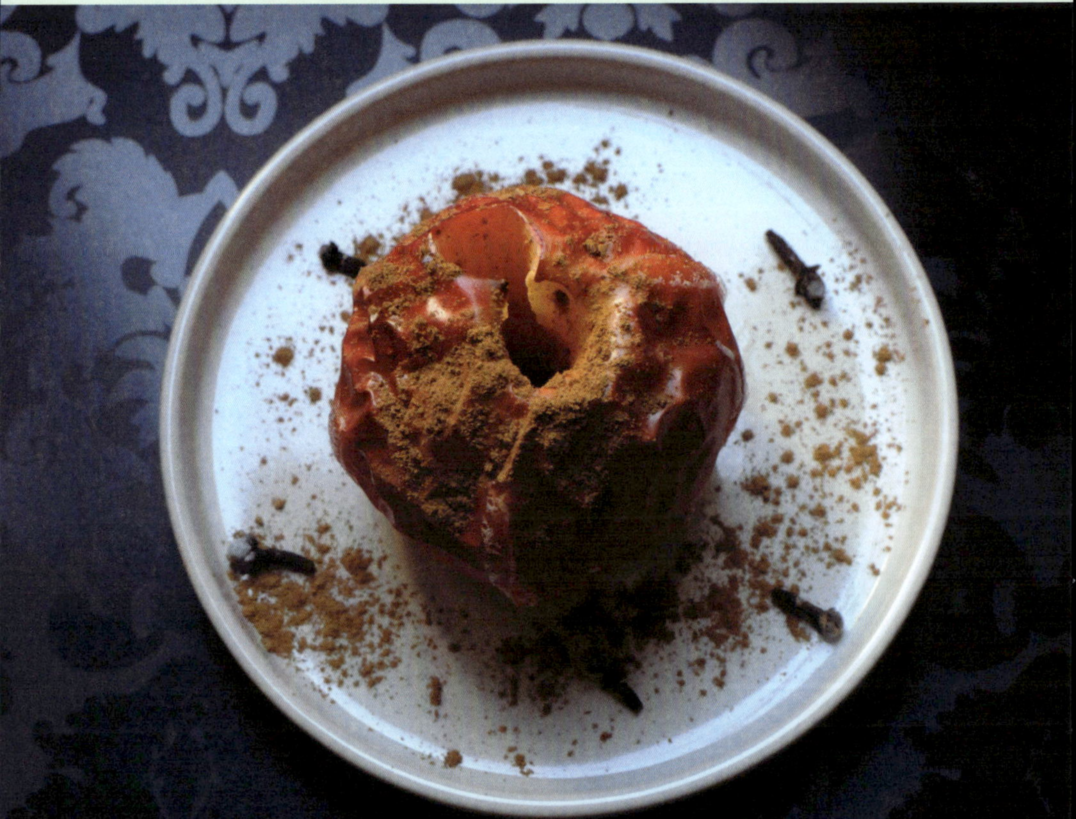

acabaram. Ou usar um saquinho daqueles de congelar, com zip. Na hora do aperto eles são uma boa alternativa.

No potinho ou no saquinho, misture a seguinte proporção: 1 colher de sopa de canela em pó, 1 colher de sopa de cravo em pó, 1 colher de sopa de pimenta-da-jamaica em pó, 1 colher de sopa de noz-moscada em pó e 1 colher de chá de pimenta-do-reino. Guarde bem fechado em local fresco e longe do sol.

Além de ser extremamente fácil de fazer, a vantagem da pimenta síria caseira é que, aos poucos, você pode ir adaptando a receita ao seu paladar. Você pode acrescentar gengibre em pó ou pimenta-branca, e pode jogar com as quantidades, colocando mais ou menos de determinados ingredientes.

Essa é a maravilha de combinar temperos no nosso próprio laboratório culinário.

Agora você tem todas as ferramentas para criar a sua própria receita de pimenta síria.

Use para temperar uma sopa cremosa de cenoura, batata-doce ou mandioquinha. Salpique em uma seleta de legumes cozidos ou acrescente uma boa dose às lentilhas ou grão-de-bico cozidos.

Quer inovar? Ela combina também com preparos doces e você pode fazer um purê de maçã ou pera bem condimentado com a pimenta síria.

Ela contém cravo e canela que realçam os sabores doces, ou seja, siga a premissa de que tudo o que tiver um toque adocicado vai bem com pimenta síria.

É o tempero coringa que faltava na sua despensa.

QUIBE DE BERINJELA COM QUINOA

Esta receita é para quando quiser impressionar seus convidados e fazer eles pensarem que você passou horas na cozinha em meio a preparos complexos e elaborados.

O quibe de forno de berinjela com quinoa é uma alternativa mais leve e vegana do tradicional prato com carne moída. A quinoa, que entra no lugar do trigo, é uma das melhores fontes proteicas que existem e ainda possui altas quantidades de vitaminas do complexo B e colina, o que a torna especialmente boa para quem é adepto das dietas vegetariana e vegana. Tem ainda uma boa quantidade de cobre, mineral que anda bem em falta nas plantações em geral, fruto do empobrecimento dos solos. Para completar, a quinoa tem ainda boas quantidades de ferro, magnésio, manganês, fósforo e zinco, implicados na cicatrização e na incorporação de cálcio nos ossos.

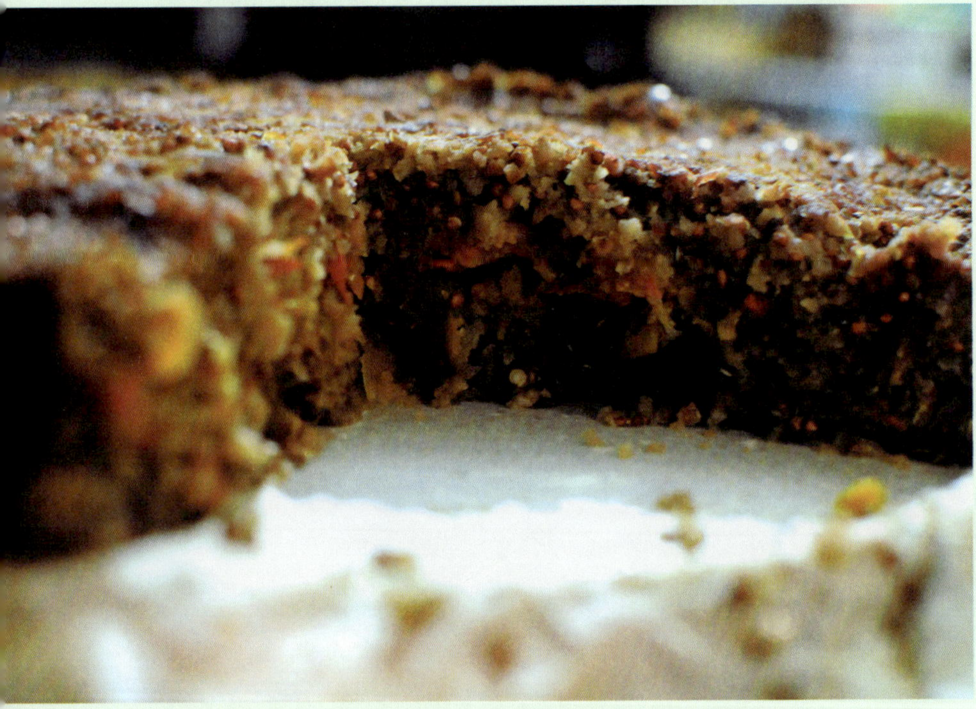

Confere se você tem tudo em casa ou já coloca na lista do mercado que para esse quibe estilizado você precisa de 150g de quinoa, que vamos deixar hidratando por, pelo menos, 30 minutos, e 3 berinjelas médias cortada em cubos. Aí, para dar aquele gostinho inconfundível de comida árabe vamos usar suco de um limão, 1 cebola média picada, 1 dente de alho picado e o combo sal, pimenta-do-reino, cominho e hortelã a gosto.

Comece preaquecendo o forno em 220°C para agilizar o processo.

Enquanto a quinoa hidrata, cozinhe a berinjela até ela ficar macia. Na página 193 você encontra a dica para cozinhar no micro-ondas rapidinho, mas pode usar a panela.

Transfira a berinjela cozida, junto com a cebola, o alho, suco de limão e os temperos (sal, pimenta, cominho e hortelã), para o liquidificador ou use um mixer para transformar todos estes ingredientes em uma pasta densa. Prove e ajuste o sal e pimenta se necessário.

Escorra a água da quinoa e descarte. Misture os grãos à pasta de berinjela e despeje a mistura em um refratário que possa ir ao forno forrado com papel-manteiga e asse por cerca de 30 minutos (ou até dourar).

Sirva assim que sair do forno, com uma coalhada seca ou com uma salada de rúcula com queijo feta e castanha de caju.

Mas lembra que o nosso objetivo era impressionar? Então...

Que tal gourmetizar este quibe com recheio? O princípio é bastante simples. Basta colocar metade da massa na forma, rechear e cobrir com o restante da massa. O recheio pode ser com o que você quiser. Pimentões grelhados, ricota caseira (receita na página 201) com nozes picadas ou espinafre cozido, por exemplo.

PÃO DE LÓ DE MEL

Tem gente que diz que não leva jeito para confeitaria. E tem gente que ama.

Se você faz parte do primeiro grupo, saiba que fazer um bolo pode ser muito mais fácil do que você imagina. O segredo é seguir a receita à risca e nunca abrir o forno antes do tempo indicado, pois isso vai fazer seu bolo murchar.

Não faça substituições se você não tiver certeza e escolha sempre bons ingredientes.

Não tem erro!

O pão de ló é um bolo ultraleve que não leva fermento. Ele cresce devido a aeração criada nos ovos bem batidos.

Essa versão de pão de ló usa mel em vez de açúcar. Dessa forma, além de ficar deliciosa, temos todos os benefícios deste adoçante natural.

É verdade que, se formos falar em termos de calorias, mel e açúcar são bastante parecidos. No entanto, como ninguém vai comer o bolo inteiro, usar mel em vez de açúcar é uma alternativa excelente.

Sem contar que vai trazer uma camada especial de sabor a este bolo, que pode ser servido recheado com frutas, coberto com pasta de amendoim caseira (receita na página 224), ou simplesmente "in natura" para acompanhar um café ou chá.

Hoje vamos fazer bolo, então, preaqueça o seu forno em 180°C.

Se você não tiver batedeira, prepare o muque porque a bateção é pra valer. Como já disse, neste bolo não tem fermento e o ovo batido é que dá leveza e faz o bolo crescer.

São 6 ovos, clara e gema separadas. Seguindo os ensinamentos da diva Rita Lobo: quebre os ovos um por um em um recipiente a parte — caso algum deles esteja estragado, não vai destruir toda a sua receita.

Bata as claras em ponto de neve (até formar picos) e separe.

Bata as gemas com 200g de mel até formar uma espuma cremosa. Vai aumentar de volume e ficar em um tom de amarelo bem claro.

Depois da tempestade, vem a calmaria. Agora é hora de abandonar a batedeira ou relaxar os braços.

Incorpore lentamente as claras à esta espuma de gemas e mel, misturando muito devagar de baixo para cima.

Vá acrescentando 200g de farinha aos poucos e siga misturando delicadamente com os mesmos movimentos de baixo para cima.

Unte uma forma com manteiga (ou óleo) e farinha e despeje a mistura sempre devagar e com cuidado.

O ar que se criou quando você bateu os ovos é o que fará este bolo crescer. Movimentos bruscos com a massa fazem o ar escapar.

Leve ao forno preaquecido por cerca de 40 minutos até crescer e dourar.

Faça o teste do palitinho. Quando sair seco quer dizer que o bolo está pronto.

Espere esfriar para desenformar para não correr o risco de destruir o bolo. Eu e meu pai adoramos bolo quente, mas segure um pouco a ansiedade e desenforme, pelo menos, quando estiver mais morninho.

Desfrute!!!!!

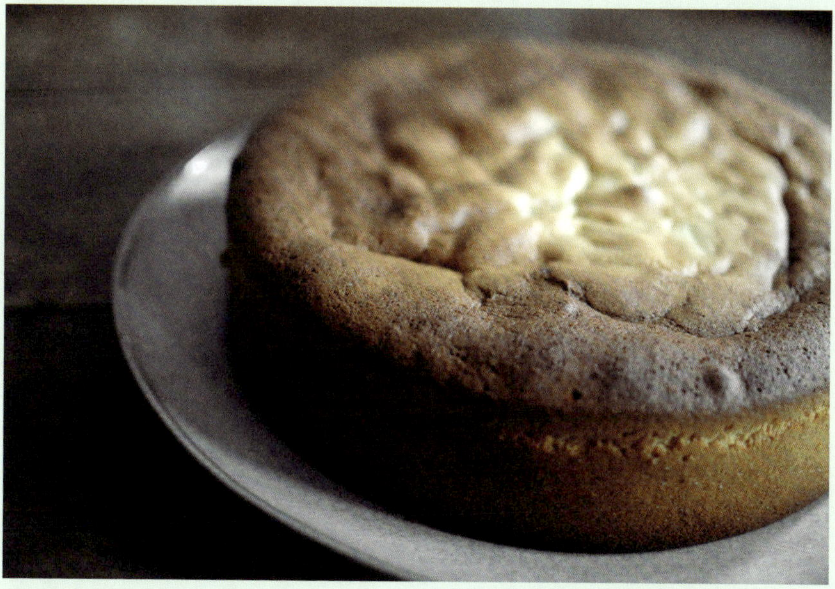

PASTA DE AMENDOIM

Super popular nos Estados-Unidos a *"peanut butter"* (manteiga de amendoim, em tradução livre) caiu no gosto mundial e se popularizou nas dietas da moda com restrição de carboidrato. Mas como aqui a ideia é agregar, vamos amar o amendoim por seus nutrientes e por, ainda por cima, oferecer uma incrível sensação de saciedade.

Sabe o que tem de bom no amendoim? Além de uma quantidade gigante de gorduras mono e poli-insaturadas que são excelentes para reduzir inflamações e doenças cardíacas, ele ainda é altamente proteico! E com proteína cheia de um aminoácido chamado glicina, que é aquele que ajuda a produção de colágeno.

Seu teor de ácido glutâmico, um aminoácido que participa de funções neurológicas como memória e cognição, é bem alto, o que faz do amendoim uma boa pedida para quem quer cuidar do visual e das ideias também. E, para arrematar, ele é cheio de vitamina E, o que favorece mais ainda o rejuvenescimento dos tecidos em geral.

Agora deu para entender por que a turma da academia virou fã do amendoim, né?

Mas chega de ciência e vamos logo para a receita!

Manteiga de amendoim nada mais é do que o amendoim torrado e batido até virar... manteiga. Não precisa acrescentar óleo, água, nada.

Torre cerca de 250g de amendoim no forno alto (220°C) ou em uma frigideira grande por cerca de 15 minutos.

Isso vai fazer com que os óleos naturais se soltem mais facilmente.

Transfira os amendoins torrados e quentes para um processador ou liquidificador, acrescente uma pitada de sal e bata. Bata, bata, bata, bata, bata...

No começo, vai virar uma farofa de amendoim. Aliás, se você quiser parar por aqui e guardar um pouco desta farofa, ela pode servir para trazer uma camada de sabor e crocância ao iogurte natural basiquinho, ou para incrementar o *nice-cream* (sorvete feito à base de banana congelada – receita na página 230).

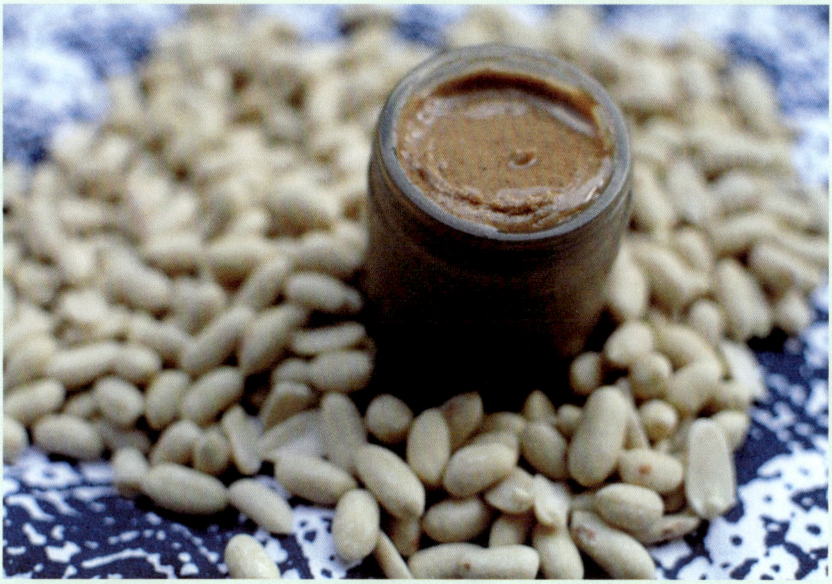

Mas voltemos à pasta de amendoim. Conforme a farinha for grudando nas laterais do copo do liquidificador (ou do processador), raspe com uma espátula e siga batendo.

O processo todo leva cerca de 10 minutos.

Não tenha medo e confie que vai virar um creme.

Quanto mais você bater, mais gordura o amendoim vai soltar e mais "líquida" sua pasta vai ficar. Para uma textura mais rústica, com eventuais pedacinhos de amendoim, bata um pouco menos. No entanto, se você quiser um resultado mais cremoso e denso, basta bater um pouco mais.

A pasta de amendoim é ótima para rechear uma tapioca, pode dar um gosto especial ao seu *smoothie* (a famosa vitamina, em bom português) e fica uma delícia servida com banana ou frutas vermelhas.

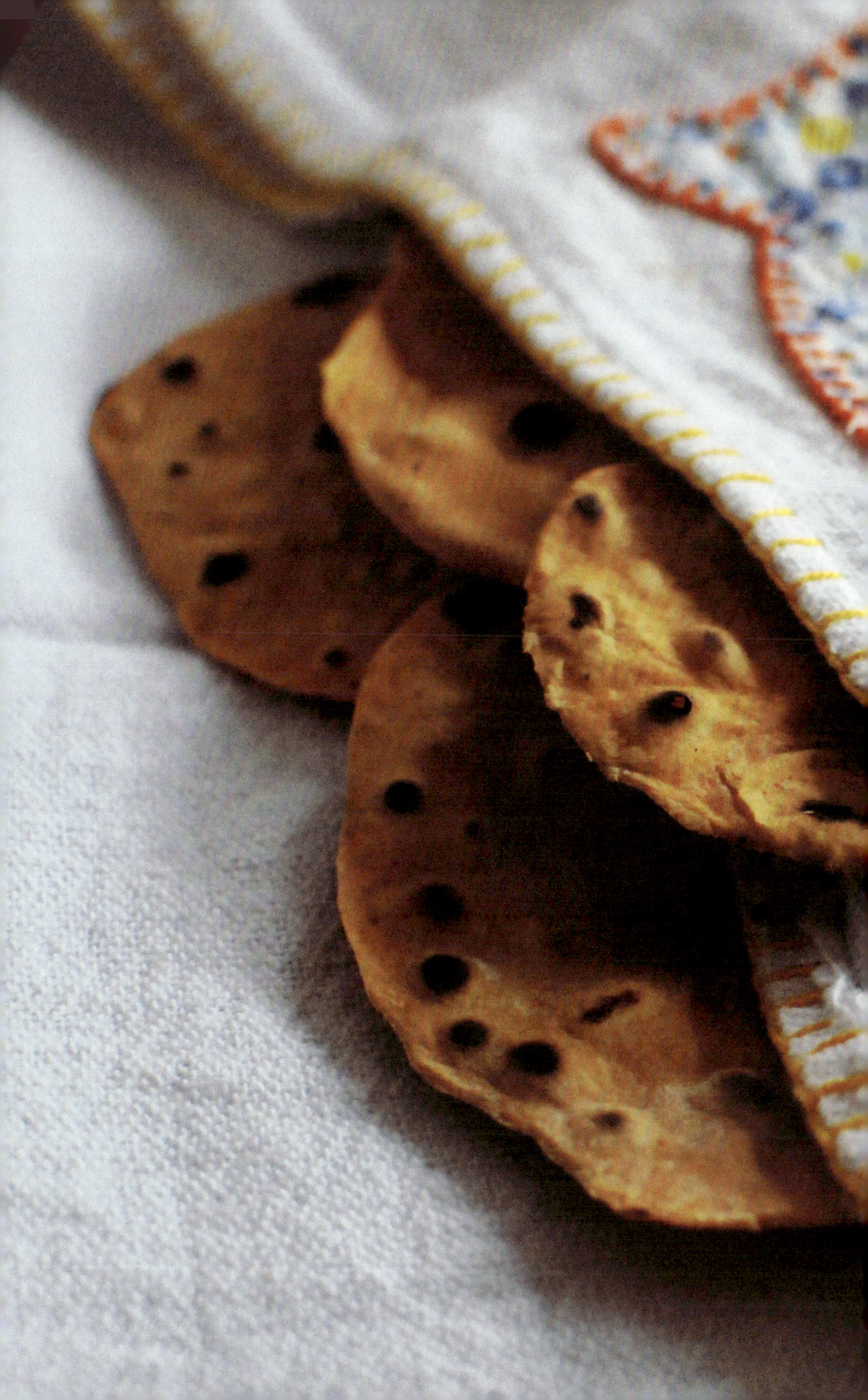

CHAPATI (PÃO INDIANO)

Se você leu "pão" e já se assustou com a simples ideia de sovar uma massa e com as horas de fermentação que envolvem a arte da panificação, respire fundo e fique tranquilo. Esta receita é feita sob medida para você.

O *chapati* é um pãozinho achatado indiano, feito na frigideira, que leva apenas três ingredientes e um deles nem é fermento. Esta é uma excelente alternativa para não precisar recorrer aos pães industrializados, sem contar que ele é uma base maravilhosa para fazer pizza de frigideira.

Prepare-se porque este passo a passo vai te fazer voltar à infância.

Para fazer 4 chapatis de 15cm de diâmetro cada um, a gente vai usar ¼ de xícara de água morna – se a sua torneira tiver quente e frio, basta pegar a água meio quentinha direto da torneira –, 1 pitada de sal e ½ xícara de farinha de trigo.

Sobre a farinha, você pode fazer como os indianos e usar farinha integral, ou meio a meio. A farinha integral tem mais fibras e muito mais nutrientes do que a farinha branca, pois não passa por um processo de refinamento que retira estes elementos. A vantagem da farinha integral é que, além de ser nutricionalmente melhor, as tais fibras ajudam a melhorar a função do intestino.

Mas não se preocupe: se você não gosta de farinha integral não tem problema. A farinha branca, normal, faz o mesmo pão. Só peço para que tome cuidado e certifique-se de que está usando uma boa farinha.

Agora é a parte que te faz voltar a ser criança. Lembra quando você brincava de massinha? Pois é o mesmo princípio. Água + farinha = massinha caseira.

Coloque a farinha e o sal em uma vasilha grande e vá adicionando a água aos poucos. Misture bem com as mãos até obter uma massa homogênea e elástica. Se você tiver ânimo, trabalhe a massa por uns cinco minutinhos na tigela mesmo — por isso a gente usa uma tigela grande.

Faça uma bolinha e deixe a massa descansar coberta com um pano úmido ou filme plástico por, pelo menos, 10 minutos.

Por falta de um termo mais apropriado vamos dizer que agora é hora de "abrir a massa". Espalhe um tiquinho (tiquinho mesmo, é só para dar uma sujadinha) de farinha na sua bancada – o *chapati* não gosta de excesso de farinha, se não ele fica quebradiço. Faça uma cobrinha e divida em 4 partes iguais, transformando cada parte em uma bolinha novamente.

Com a ajuda de um rolo ou uma garrafa (sim, garrafa! Se você não tiver rolo de macarrão, use uma garrafa de vidro tipo de vinho ou até mesmo de azeite ou vinagre) vá abrindo delicadamente cada bolinha em um disco bem fino.

Não se preocupe com perfeição. O *chapati* é um pão rústico em sua essência.

Esquente uma frigideira antiaderente (não precisa untar) e lance o disquinho para dentro dela, onde vai assar em fogo médio para alto por cerca de 1 minuto. Neste momento, você vai ver bolhas de ar subindo no seu pãozinho.

Com cuidado para não rasgar a massa, vire o pão – com a ajuda de uma espátula ou pinça – e cozinhe do outro lado. Não adianta querer mostrar seus dotes de virador de panqueca no ar neste momento. *Chapati* não é panqueca e se não tomar cuidado o pão se desfaz todo.

Se quiser mais bem passado, basta deixar mais alguns segundos de cada lado.

Para mantê-los frescos até a hora de servir, cubra-os com um pano de prato limpo, mas, idealmente, asse na hora de comer.

Você pode deixar a massa pronta de manhã. "Assar" a quantidade para o café da manhã e guardar o restante da massa para "assar" no lanche da tarde.

A base água, farinha e sal é só o começo da aventura.

Você pode explorar sabores e cores adicionando ervas (orégano, alecrim etc.) e especiarias (cúrcuma, páprica etc.) à massa.

PIZZETTA IN PADELLA OU PIZZA DE FRIGIDEIRA

Transformar o seu *chapati* em pizza de frigideira é muito simples. Faça um pão menos torradinho para não queimar. Acrescente molho de tomate e o recheio de sua preferência (queijo, azeitona, cebola, alho...), tampe a frigideira e deixe assar mais um minuto. Se tiver queijo, o ponto certo é quando o queijo derreter, se não, basta verificar que o recheio está quentinho e cozido.

Aqui é time glúten e ninguém vai chamar de pizza uma base de couve-flor, mas quem disse que pão e pizza, além de fáceis de fazer, não podem ser saudáveis?

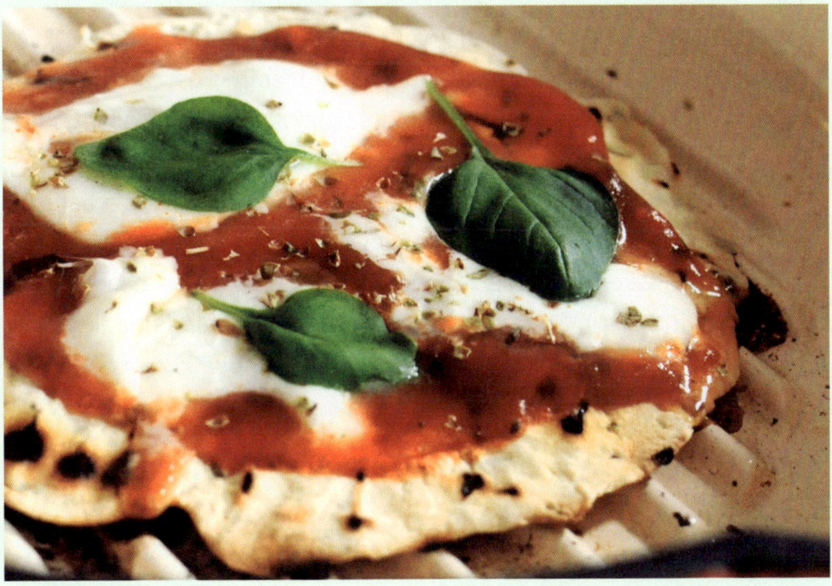

NICE-CREAM DE CHOCOLATE (SORVETE COM BASE DE BANANA)

Terminar uma tarde de verão de domingo em uma sorveteria artesanal é um programa que poucos recusariam, mas como faz com a vontade de tomar sorvete nos outros dias?

Esqueça as opções industrializadas cheias de sabores artificiais e compre umas bananas bem maduras na xepa da feira para uma receita que é simples e baratinha.

Quando eu falei em banana madura da xepa da feira eu não estava brincando. Quanto mais preta a casca, mais docinha a banana vai estar.

Corte 2 bananas em rodelas largas (mais ou menos 2 ou 3 dedos de espessura) e leve ao congelador por, pelo menos, 4 horas. Pode usar aqueles saquinhos de congelamento ou um pote mesmo. Uma sugestão é fazer várias porções de duas bananas e deixar no freezer para sempre ter a base à mão para quando der vontade de tomar sorvete.

Coloque as bananas congeladas com 1 colher de café de cacau em pó (cacau em pó não é achocolatado, hein?) no liquidificador ou processador de alimentos e bata até virar um creme. Se você sentir necessidade, pode acrescentar um pouquinho de água para ajudar a bater.

Você pode substituir o cacau em pó por canela (e outras especiarias), pode acrescentar frutas vermelhas ou manteiga de amendoim (receita na página 224). Sirva com castanhas, granola, farofinha de amendoim, ou coma puro mesmo que é uma delícia.

PICOLÉ DE ÁGUA DE COCO

Hoje em dia é fácil encontrar aquelas forminhas bonitinhas de fazer picolé, mas dá para improvisar essa receita em forma de fazer gelo e até em copinhos de *shot*. E você pode usar uma colherinha de café como "palitinho" se não quiser comprar os de madeira, ou se quiser seguir uma linha mais ecológica.

O importante é que não há desculpa para não deixar esses picolezinhos de prontidão na geladeira.

Além de refrescantes, a base deles é feita de água de coco que é boa para hidratar e tem apenas o mínimo de açúcar da fruta. Mas cuidado se for comprar água de coco em embalagem longa-vida. Leia a lista de ingredientes pois muitas vezes ao reconstituir a água para embalar é acrescentado açúcar e aí nada feito. Na dúvida, o melhor mesmo é usar a água que você viu sair do coco.

Mais simples, impossível. Escolha umas frutas que você goste e pique bem. Se você estiver sem criatividade, sugiro abacaxi, frutas vermelhas, laranja, melancia, kiwi... É legal usar frutas de polpa mais dura pois as mais cardunas, como banana, caqui ou figo, vão encharcar e não ficam boas congeladas dessa forma.

Agora, basta preencher 2/3 das forminhas ou do copinho com a água de coco (natural, hein?) e completar com as frutas picadas. Espete com o palitinho ou uma colher de café e deixe no congelador por cerca de 4 horas, até congelar.

Uma sobremesa ou lanchinho refrescante para ingerir frutas de maneira criativa e sair da mesmice.

BANANA NO MICRO-ONDAS

Se você vive no planeta terra, certamente já ouviu falar na tal da frutose. Apontada como grande vilã de tantas dietas da moda, a frutose nada mais é do que o açúcar natural da fruta. A frutose que você ingere quando come a fruta está "embalada" em fibras e é absorvida lentamente pelo corpo. Assim você fica saciado por muito tempo e não cria muita inflamação. Já quando você come a frutose que foi retirada desse arranjo de fibras e usada como adoçante natural é um horror! Desse jeito, você causa um estrago danado pela passagem do açúcar rapidamente para a circulação.

A diferença é que a natureza é muito mais generosa do que a indústria alimentícia, por isso pode parar com essa crise de não comer frutas! E se mesmo depois deste resuminho você ainda está com a pulga atrás da orelha, volte lá no início do livro quando falamos sobre carboidratos (o processo é igual para glicose e frutose) que está tudo detalhado para você aprender isso bem direitinho...

Voltando ao açúcar (da fruta), verdade seja dita: na hora que bate aquela vontade de doce, dar uma dentada em uma maçã não vai resolver! Por outro lado, se você assar a fruta (banana e maçã são ótimas para isso), ela vai soltar um xarope que é açúcar puro. Ou melhor, frutose "quase" pura. E como você vai beber este açúcar com as fibras da fruta é menos danoso. Só fique atento caso você seja diabético, e descarte uma boa parte desse "caldo", com isso você estará reduzindo muito a quantidade de açúcar ingerido, sem perder o sabor. Um bom jeito de não perder esse caldo é misturar com aveia para fazer um mingau delicioso sem precisar colocar açúcar.

Fazer banana ou maçã na grelha da churrasqueira ou no forno mesmo é uma boa ideia. Mas, mesmo em tempos de varanda gourmet, ninguém faz churrasco todo os dias e ligar o forno só para assar uma bananinha parece uma tarefa hercúlea.

É aí que o micro-ondas entra.

Basta colocar uma banana (ou duas) inteira com casca e tudo para "cozinhar"/"assar" no micro-ondas em potência alta por cerca de 2 minutos (depende do tamanho da banana e do seu micro-ondas).

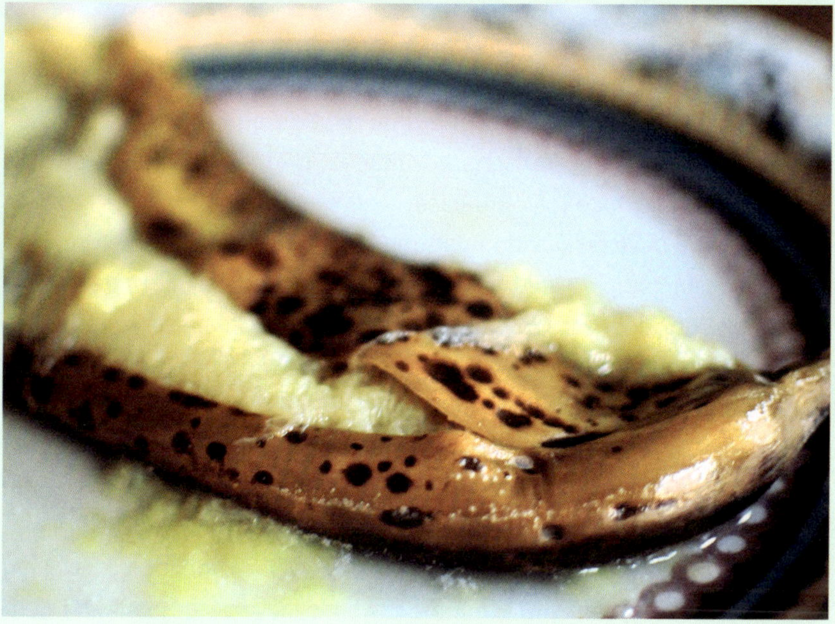

Quando apitar, você vai notar que a casca ficou mais escurinha e "explodiu" fazendo jorrar uma fruta cremosa e esparramando uma calda açucarada pelo prato.

Cuidado para não se queimar. Retire a casca com a ajuda de uma faquinha e/ou uma colher.

Sirva salpicada de canela ou cacau em pó 100%. Com uma colherada de manteiga de amendoim (receita na página 224) ou em uma overdose de banana acompanhando o super *nice-cream* (receita na página 230).

Além da banana, a maçã funciona bem com esta mesma técnica. Corte a maçã ao meio e mande ver no micro-ondas.

Se você quiser, também pode grelhar a fruta (a banana, a maçã ou até uma pera). Frigideira antiaderente, um fiozinho de azeite, óleo de coco ou de abacate para opções mais neutras. O importante é sempre ter em mente que, uma vez esquentada, a fruta vai soltar um monte de frutose e ficar bem mais docinha.

Aproveite!

CALDO "LIXO"

Aqui não tem receita, o que tem é uma dica de que todas as partes do alimento podem (e devem) ser aproveitadas. Não tem receita porque vai depender do que você tiver em casa.

Você já deve ter ouvido falar que talos e folhas podem ser guardados para fazer caldo de legumes. Eu já acho que talos e folhas devem ser devorados, cozidos, assados, refogados. Mas, sim, eles são muito bem-vindos aqui no nosso caldo do "lixo".

No entanto, o que você talvez nunca tenha pensado é que partes que vão mesmo para o lixo também podem dar muito sabor a este caldo. Casca de cebola, casca de alho, casca de limão, laranja, mexerica, casca de cenoura...

A ideia é a seguinte: quando você estiver cozinhando, deixe um saquinho de congelamento em cima da bancada e vá descartando dentro dele tudo o que for comida. Vale da casca ao talo, passando pelas sementes e caroços. Tudo o que iria jogar fora, você coloca neste saquinho.

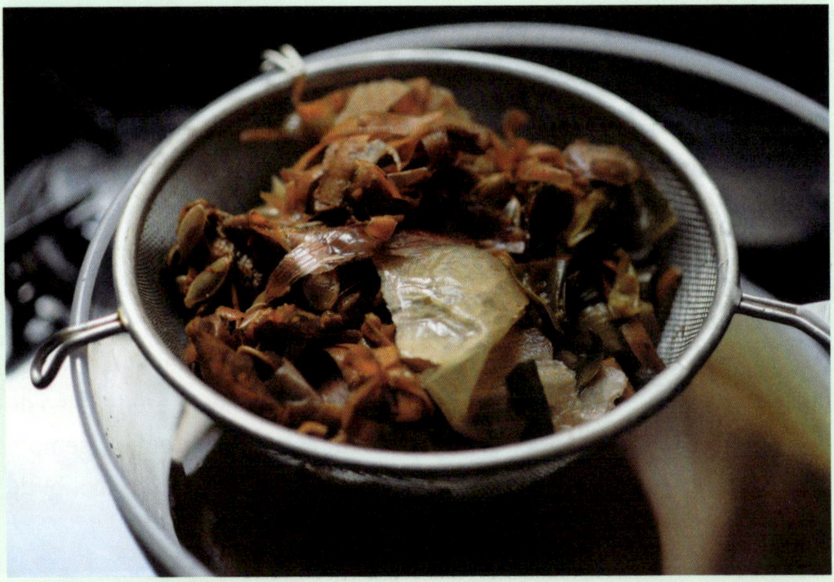

Se for fazer o caldo na hora, já pode até ir colocando para dentro da panela, caso contrário, bota no saquinho, retire bem o ar, feche direitinho e leve o saco para o congelador. Na hora de fazer o caldo, é do freezer direto para panela.

Cubra com água, tempere com um pouquinho de sal, pimenta-do-reino e orégano e deixe cozinhar por cerca de 45 minutos. Você pode fazer na panela de pressão, deixando por 30 minutos depois de pegar a pressão. Quanto mais cozinhar, mais apurado o caldo fica.

Passe o líquido por uma peneira fina e, agora sim, pode descartar estes restos que já passaram todo o seu sabor para o caldo.

Guarde em um pote bem fechado na geladeira por 3 dias ou no freezer por 3 meses.

Use para fazer sopas, risotos e o que mais a sua imaginação permitir.

Percebeu que eu não estou propondo que você coma lixo, nem chupe casca de cebola, né? Não mesmo!

A ideia é, simplesmente, aproveitar a enorme quantidade de antioxidantes, vitaminas e sais minerais existentes em cascas que você não consegue usar de outra forma.

Não esqueça de sempre lavar bem os legumes e frutas ainda com a casca se for aproveitá-las e use esse caldo como um toque de sabor meio exótico e aromático para preparar seus pratos. E seu bolso agradece, deixando de pagar uma fortuna por comprimidos de suplementos. De quebra, aproveite para jogar no lixo o que pertence ao lixo, ou seja, aqueles temperos prontos cheios de coisas ruins de uma vez por todas!

Aqui é sabor total e desperdício zero!

TEPACHE

Você já deve ter ouvido falar em *kefir* e *kombucha*, as bebidas probióticas que estão super na moda. São bebidas deliciosas e milagrosas, mas são feitas a base de bactérias vivas que precisam ser cuidadas e cultivadas, ou seja, dá trabalho.

O *tepache* é uma bebida milenar, bastante popular no México e naturalmente fermentada, o que confere a ela um leve teor alcoólico, como uma cerveja bem fraquinha, mas que faz bem para a saúde.

Para começar, você precisa de uma garrafa com rolha ou com uma tampa que feche hermeticamente e 1 litro de água filtrada (considerando que dentro da sua garrafa caiba 1 litro). Você pode, e deve, separar várias dessas garrafas e já fazer uma produção em larga escala porque para cada litro de tepache você precisa de cerca de 1/3 de abacaxi.

Opa! Mas aí é que vem o truque. O abacaxi você come. Aqui na bebida a gente usa só a casca, que você vai precisar cortar de um tamanho que passe facilmente pelo bocal da sua garrafa. Lembrando que tem que entrar e, depois que a bebida acabar e você for lavar a garrafa, tem que sair.

Acrescente à garrafa ½ colher de sopa de gengibre ralado, junte especiarias como canela em pau, sementes de cardamomo, pimenta-da-jamaica, anis-estrelado, sementes de coentro, etc. e cubra com a água filtrada. Não encha a garrafa até o topo pois é preciso deixar espaço para a fermentação acontecer.

Tampe bem e deixe descansar (e fermentar) por cerca de dez dias em lugar fresco e na sombra.

O que vai iniciar a fermentação são as bactérias naturais do abacaxi e do gengibre, que vão se alimentar do açúcar (frutose) presente na fruta. Como não acrescentamos açúcar, o teor alcóolico da bebida é mais baixinho. Quanto mais açúcar, mais comida para as tais bactérias, o que significa mais fermentação. Quanto mais fermentação, mais álcool. E quanto mais álcool, "menos bom" para a saúde.

Atenção! Conforme as bactérias se alimentam, elas geram gases (você verá as bolinhas se formando com o passar dos dias). É importante abrir a garrafa a cada dois dias, pelo menos, com cuidado, para permitir que estes gases escapem, evitando explosões.

Passados os dez dias, guarde a bebida na geladeira para parar a fermentação e consuma com moderação.

"CAVIAR" DE BERINJELA

Você pode chamar de patê de berinjela, *pesto* de berinjela, *babaganush* de araque feito no forno... mas convenhamos que chamar algo de "caviar", seja lá do que for, dá um ar chique.

Esta receita vai do aperitivo ao prato principal e pode ser feita no forno ou no micro-ondas, ficando pronta em um piscar de olhos.

Aqui a gente vai dar o passo-a-passo para quem quiser fazer no forno e pra quem for mais do time micro-ondas, mas os ingredientes seguem os mesmos para todo mundo.

Vamos usar 1 berinjela grande com casca (casca de berinjela também é berinjela); 1 tomate italiano, que é aquele mais durinho, 1 cebola média, 2 pimentões da cor que você quiser/tiver e se você não gostar de pimentão, não coloque pimentão; ¼ de xícara de hortelã fresco que até pode ser o seco, mas o fresco fica melhor; suco de 1 limão tahiti; ½ colher de sopa de azeite; 1colher de chá de cominho; 1 colher de chá de gengibre em pó e sal e pimenta-do-reino a gosto.

Se você não está acostumado com o cominho, pode colocar um pouco menos e ir provando. É um tempero delicioso, mas acentuado. Não tenha medo de descobrir o quanto basta para você, usando a mesma premissa do sal: sempre podemos colocar mais, mas não dá para tirar.

Primeira etapa versão forno:

Ligue o forno em 220°C.

Corte a berinjela, os tomates, pimentões e a cebola ao meio.

Forre uma assadeira com papel-manteiga e disponha as berinjelas e os tomates com a polpa para baixo e junte a cebola e os pimentões como você achar que se ajeitam melhor na forma.

Leve ao forno para assar por cerca de 30 minutos. Espete um garfo na berinjela e quando ela estiver mole, está pronto.

É a berinjela quem dita se precisa assar mais ou menos.

Primeira etapa versão micro-ondas:

Pique os tomates, a berinjela, os pimentões e a cebola.

Coloque tudo em um refratário fundo que possa ir ao micro-ondas. Junte cerca de três dedos de água no fundo da tigela. Cubra com a tampa para micro-ondas ou com um prato fundo que tampe completamente o refratário e cozinhe por 10 minutos em potência alta.

Escorra a água que sobrou e separe os vegetais cozidos.

Etapa final igual para todo mundo:

Junte os ingredientes todos (legumes assados) em uma tigela funda e acrescente o suco de limão e a hortelã. Bata com um mixer (ou use um liquidificador).

Você deve obter uma pasta cremosa, mas, se quiser, pode bater mais ou menos para deixar mais ou menos lisa/pedaçuda.

Com o creme no ponto é hora de temperar.

Coloque o sal e a pimenta do reino. Cominho e uma pitada de gengibre em pó.

Em um pote bem fechado, o caviar dura até 10 dias na geladeira.

Acrescente uma colher de sopa de azeite na hora de servir.

Use com o *chapati* (receita na página 227) para impressionar os convidados no *happy hour*, ou para acompanhar um peito de frango ou peixe.

Outra ideia é usar como molho para um belo macarrão ou para dar um upgrade no lanchinho da tarde com a ricota caseira (receita na página 201).

Varie nos usos e nos temperos e tenha sempre este creminho coringa na geladeira.

SOPA DE ABÓBORA

Não é de ontem que ouvimos falar sobre os grandes benefícios da vitamina D, e a melhor maneira de garantir uma boa dose dela é tomando um pouco de sol todos os dias.

No entanto, o que ninguém te conta é que, consumindo uma boa quantidade de betacaroteno, além da vitamina D, você vai garantir um belo bronzeado natural quando tomar esse solzinho diário.

Carotenos são compostos que dão a cor laranja à várias frutas e legumes. Eles são precursores da vitamina A e excelentes antioxidantes, capazes de fazer uma bela limpeza de radicais livres do seu corpo. Alguns desses carotenos são ótimos para prevenir degeneração das células nervosas, atuando como preventivos da degeneração macular que causa cegueira em idosos e de doenças como o Alzheimer. O bronzeado vem como bônus extra nessa conta.

A abóbora é uma fonte maravilhosa de betacaroteno, além de ser um alimento delicioso que faz uma sopa cremosa com uma textura incrível sem precisar acrescentar cremes ou queijos.

Deixe a abóbora e seu sabor adocicado brilharem junto com especiarias diversas.

Na página 234, tem uma receita de como fazer um caldo de legumes de "lixo". Se você tiver este caldo "dando sopa" por aí é só cozinhar dentro dele 500g de abóbora cabotiá e 1 colher de chá de pimenta síria.

Se você não tiver um caldo de legumes pronto, não tem problema. A gente vai usar uma astúcia que minha mãe me ensinou e vamos fazer caldo e sopa tudo junto e misturado. Além dos 500g da abóbora cabotiá você vai separar também ½ cebola; ½ alho-poró que pode ser a parte branca, mas também pode e deve ser a parte verde; ½ maçã-verde com casca (opcional, mas altamente recomendável);1 talo de salsão (com folhas e tudo); 1 colher de sopa de orégano; 1 colher de chá de pimenta síria; 1 colher de café de pimenta calabresa e uma pitada de sal (coloque pouco sal e depois que a sopa estiver pronta você ajusta a gosto em função da necessidade)

No mercado, hoje em dia, a gente já encontra a abóbora cortada e descascada, vendida no saquinho, mas se você for destemido (ou não tiver essa praticidade perto de casa) uma boa faca resolve a situação.

Corte a abóbora ao meio, retire as sementes (que você pode torrar ou usar para fazer caldo) e corte em cubos. Não descarte as cascas. Dá trabalho descascar a abóbora e a casca, além de deliciosa, é extremamente nutritiva. Pique tudo grosseiramente (a gente vai bater tudo no final) e coloque em uma panela grande. Adicione os temperos e o sal e cubra com água (ou caldo).

Cuidado para não colocar água demais e se tornar um suco de abóbora. Coloque o suficiente apenas para cobrir os vegetais.

Se precisar, acrescentamos mais ao final.

Tampe a panela e cozinhe em fogo alto por cerca de 30 minutos (até a abóbora ficar bem macia, quase desmanchando).

Nem pense em usar temperos prontos ou cubinhos que se transformam nada milagrosamente em caldo disso ou daquilo. Basta deixar cozinhar bem para dar tempo aos temperos de impregnarem e a sopa ficar bem gostosinha mesmo sem ter caldo pronto.

Cebola, alho-poró, salsão e até a maçã, junto com as ervas e especiarias, são mais do que suficiente para dar cor e sabor a uma sopa que vai ficar pronta em um piscar de olhos.

Quando a abóbora estiver molinha, transfira tudo para o liquidificador ou bata com um mixer dentro da panela mesmo.

Ajuste a quantidade de água para uma sopa mais ou menos densa e ajuste o sal e a pimenta, se necessário.

Com o creme pronto, você pode incrementar acrescentando couve ou espinafre picadinho, que cozinham no próprio calor da sopa enquanto você põe a mesa. Você ainda pode fazer uma graça salpicando salsinha e/ou cebolinha fresca no prato na hora de servir.

Aqueça o seu inverno e prepare o corpo para o bronze do verão!

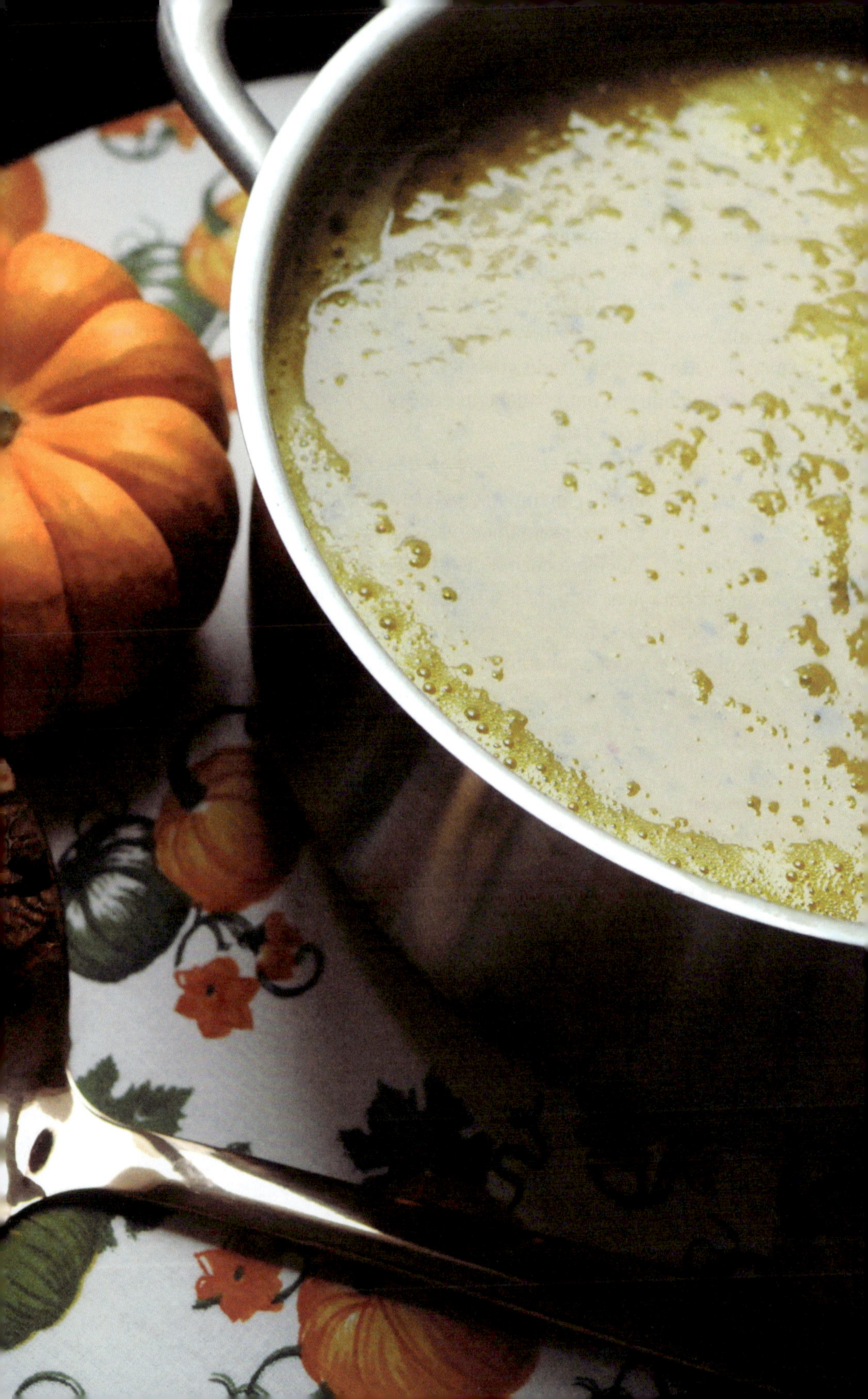

AGORA É A SUA VEZ

Sei que parece uma tarefa e tanto, mas como já estive onde você está, também sei que nada poderia estar mais distante da verdade.

Comece, apenas comece, pelo que vai comer agora, pelo que vai atrás na geladeira. E faça o que puder a cada refeição, a cada escolha, a cada compra. Você tem informação e isso é libertador.

Não pense em quantidade, só mude a qualidade para melhor a cada bocado de comida ou bebida que for ingerir.

A diferença será brutal! Quanto ao tempo, é só você escolher cada vez melhor, que você encurta o tempo de dor e peso. Quanto melhor a sua dieta, mais rápido você fica bem e até perde o peso que não faz parte daquilo que seu corpo precisa.

Escrevi esse livro com o desejo sincero de lhe proporcionar um jeito diferente de viver.

Com domínio das suas escolhas, com liberdade e autonomia.

E espero que você alcance essa felicidade!

Boa jornada!

AGRADECIMENTOS

Que dificuldade de colocar em palavras meu sentimento intenso de gratidão. Tento aqui o meu melhor texto.

Gratidão à vida, que sempre me proporciona grandes surpresas e encontros fatais. Fatal pode soar uma palavra obscura, mas foi assim que aconteceu. Um encontro fatal para a ausência de direção. Fatal para o medo de me lançar ao escrutínio de um público mais amplo.

E, foi graças a dois desses encontros, virtuais, embora verdadeiros e acolhedores, que recuperei, durante estes tempos de muita apreensão, a vontade de ensinar aquilo que garimpo com minúcias, para manter minha vida no seu melhor estado.

Dois encontros mais do que inspiradores, que me lançaram nesta aventura de colocar no registro eterno de um livro para o mundo leigo, informação com todo o rigor de pesquisa, mas sem as amarras conhecidas dos textos técnicos, que tanto já me haviam servido de apoio.

Deixo então registrada a minha profunda gratidão a quem mudou minha perspectiva.

Gratidão ao carinho e generosidade da querida Luana Ferrari, que trouxe sua história vencedora e de muita garra, suas estratégias culinárias e a arte de suas fotografias intensas.

Gratidão às grandes Ana Paula, Camila e Martha da mapa lab e Adriana, da Cataldo Design, que apostaram na mensagem deste livro. Com sua bagagem de vidas imersas em livros e muita dedicação, poliram com o maior cuidado o conteúdo deste trabalho.

Não sei escrever além de um muito obrigada, sempre.

BIBLIOGRAFIA

Esta não é uma obra de referência, então vou exercer minha liberdade de usar esse espaço como recomendação de leitura de alguns livros, que me abriram novos olhares para o mundo dos alimentos.

Vou deixar também o link para download da lista dos artigos médico-científicos que foram mais elucidativos para os assuntos abordados. Tenho certeza de que a lista completa de referências ultrapassa o escopo de um livro para leigos. Caso você se seja pesquisador e se interesse por obter a lista toda, posso compartilhar através de aplicativos gerenciadores de artigos.

Leitura para saber muito mais:

- *A dieta da longevidade*, Valter Longo
- *What to eat*, Marion Nestle
- *Comer para vencer doenças*, William W. Li
- *Comer para não morrer*, Michael Greger
- *Mais vegetais, menos carne*, Carolyn Humphries
- *The China study*, T. Colin Campbell, Thomas M. Campbell
- *Eat for life*, Joel Fuhrman
- *Forks over knives*, Gene Stone
- *Food over medicine*, Pamela A. Popper

O arquivo de referências selecionadas você baixa em PDF no endereço: https://www.alimentacaoterapeutica.com.br/bibliografia.pdf

CRÉDITO DE IMAGENS

Muitas das imagens deste livro foram clicadas por Luana Ferrari, na cozinha de sua casa e nas suas andanças pelo mundo. Estão nas páginas: 22, 44, 59, 72, 93, 182, 197, 199, 200, 202, 203, 205, 207, 208, 212, 215, 218, 220, 223, 225, 226, 229, 233, 234, 242 e capa.

As outras imagens foram feitas pelos fotógrafos listados abaixo através da plataforma Unsplash.

Adrienne Leonard: pág. 89
Akash Rai: pág. 108
Altesc Photography: pág. 190
Bailey Heedick: pág. 100
Betty Subrizi: pág. 137
Brigitte Tohm: pág. 174
Chantal Garnier: pág. 14
Charlie Solorzano: pág. 128
Christina Rumpf: pág. 40
Christine Siracusa: pág. 178
Dan Cristian Padure: pág. 76
Edouard Gilles: pág. 156
Eduardo Soares: pág. 66
Eiliv Sonas Aceron: pág. 36
Evelyn Semenyuk: pág. 56
Irina: pág. 70
Jeremy Yap: pág. 10
Julia Zolotova: pág. 86
June Andrei George: pág. 117
Kim Daniels: pág. 26
Merve Aydin: pág. 78
Monica Grabkowska: pág. 24
Nadine Primeau: pág. 165
Nathan Dumlao: págs. 166, 192
Nena Deshmukh: pág. 74
Otto Norin: pág. 111
Peter F: pág. 177
Prince Abid: pág. 62
Pushpak Dsilva: pág. 158
Sarah Shull: pág. 53
Simon Birt: pág. 151
Tommaso Urli: pág. 32

QUER SABER MAIS?

Acesse nossa página: www.alimentacaoterapeutica.com.br
Instagram: @draelizabethbrenda
Telegram: https://t.me/alimentosterapeuticos
Facebook: contato@alimentacaoterapeutica.com.br

Acompanhe nossas publicações e informe-se sobre as reuniões gratuitas via Zoom. Se preferir, podemos avisar você. Envie seu e-mail ou telefone de contato e você receberá um aviso sobre as novas conversas. Participe!

Será um prazer poder ajudar você a reconstruir seu bem maior: sua saúde!

contato@alimentacaoterapeutica.com.br

Esta obra foi produzida pela mapa lab no outono de 2021.
O miolo foi impresso em papel offset 90 g/m^2
usando as fontes Egyptienne e Trade Gothic.